LEÇONS THÉORIQUES ET PRATIQUES

SUR

LA CAUSE, LE SIÉGE, LA NATURE, LE MÉCANISME
ET LE TRAITEMENT

DU BÉGAIEMENT,

OU

MÉTHODE NATURELLE DE TRAITEMENT DU BÉGAIEMENT,

En Vingt Leçons,

MISE A LA PORTÉE DE TOUT LE MONDE,

Par Mlle Coralie VERNET

et Claude VERNET, son père,

Médecin à Cournon (Puy-de-Dôme).

J'ai travaillé, j'ai pris de la peine ;
et le succès a couronné mes espérances,

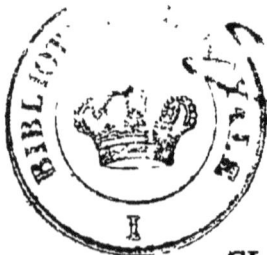

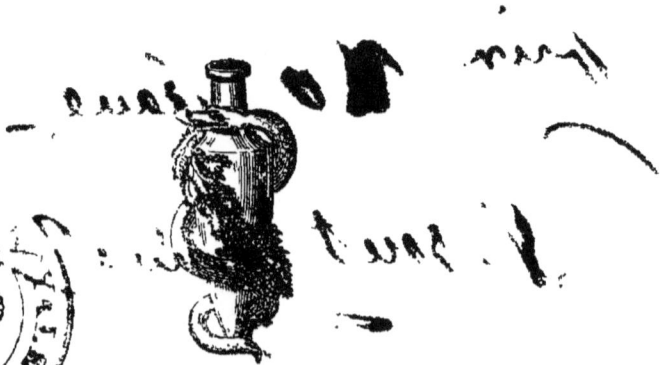

CLERMONT – FERRAND,

A LA LIBRAIRIE D'AUGUSTE VEYSSET,

Rue de la Treille, 14.

1841.

prix 10 franc —

Vernet

PRÉFACE.

Nous avons pensé qu'il était à propos de livrer à l'impression nos *Leçons théoriques et pratiques sur le Bégaiement*, pour que chacun pût juger si les opérations sanglantes que l'on fait subir aux bègues doivent être considérées comme un moyen efficace de traitement contre le bégaiement chronique, attendu que nos observations prouvent, jusqu'à l'évidence, que le siége de cette affection est au cerveau et non dans les muscles de la langue.

D'après ce qui se passe sous nos yeux, nous avons dû croire que les ouvrages qui traitent du bégaiement étaient insuffisants, et que les divers traitements connus étaient défectueux, puisque des chirurgiens célèbres de Paris proposent et pratiquent avec sécurité des opérations aussi inutiles que douloureuses, pour remédier à une affection dont ils ignorent la cause, le siége et le véritable traitement.

En conséquence, nous espérons qu'après la lecture réfléchie des leçons théoriques et pratiques, les esprits droits jetteront le blâme sur ces opérations comme sur le charlatanisme qui, jusqu'à ce jour, a entouré le traitement de cette infirmité, et reconnaîtront que le bégaiement doit être traité, comme toutes les autres maladies qui affectent l'espèce humaine, par une méthode rationelle et philosophique, conçue selon l'esprit du siècle et d'après l'état actuel des connaissances médicales et hygiéniques : ce qui se trouve exprimé d'un bout à l'autre dans la méthode naturelle de traitement que nous avons l'honneur d'offrir au public dans l'intérêt de l'humanité.

LEÇONS THÉORIQUES ET PRATIQUES

SUR LE TRAITEMENT

DU BÉGAIEMENT.

1ʳᵉ LEÇON.

D. CORALIE. Mon cher papa, pourquoi ne puis-je m'exprimer avec autant d'aisance et de facilité qu'Antonine et Eugénie, mes compagnes ? Pourquoi éprouvé-je tant de difficulté à prononcer certains mots lorsque je veux parler ? Pourquoi, malgré mes efforts, suis-je obligée d'abandonner les idées sans nombre qui me sont suggérées, à chaque instant, par les objets qui m'environnent, faute de pouvoir m'énoncer librement et facilement ? Papa, vous êtes médecin, vous devez sans doute connaître la cause de cette affection et les moyens d'y remédier ?

R. VERNET. Ma chère Coralie, votre papa, touché de votre peine, va répondre à vos questions avec toute la tendresse d'un père pour son enfant chéri, et il va vous exposer avec conscience et sincérité la science qu'il possède à cet égard.... Ecoutez !!!

Je me suis aperçu, mon enfant, que quand vous parlez, vous vous exprimez avec trop de volubilité, avec trop de précipitation, et que vous éprouvez alors un trouble, un embarras extrême dans vos idées et dans vos sensations ; que, par suite de cette agitation qui, par sympathie, se communique à vos paroles, la difficulté et l'hésitation que vous éprouvez à prononcer les mots mal en ordre qui se présentent en foule à votre pensée et qui viennent expirer sur votre langue et sur vos lèvres agitées, venaient de la préoccupation de votre esprit qui cherche à créer de nouvelles expressions avant que votre bouche ait mis au jour celles que vous aviez déjà conçues.

CORALIE. Oui, papa, cela est vrai, sans doute; mais il arrive bien des fois que c'est tout différent, et j'ai remarqué souvent, qu'au moment même où je suis le plus tranquille, je ne puis pas mieux m'exprimer que lorsque je suis dans le trouble et dans l'agitation.

R. Mon enfant, c'est là l'effet de l'empire de l'habitude, habitude contractée dès votre bas âge ou au début de l'hésitation du langage; que la cause soit ou ne soit pas appréciable à nos sens, elle est toujours provoquée ou occasionnée par un accident quelconque (qui, quoique inaperçu le plus généralement, pourrait l'être par un œil exercé), et dont la funeste action ne laisse pas de porter une atteinte profonde à l'organe de la parole, et d'y imprimer des traces souvent ineffaçables.

Aussi vous devez vous souvenir, qu'aussitôt que je m'apercevais, dans votre enfance, que vous éprouviez de l'agitation, ou que vous faisiez quelque chose de mal, combien je m'empressais de porter vos idées sur des objets plus agréables et plus à votre portée. J'avais même le soin de recommander souvent à votre maman Lucie et à votre bonne, de ne jamais vous approuver dans vos malicieuses gentillesses, ni dans vos petites espiègleries; mais de chercher à vous éloigner de vos capricieuses volontés, et de vous amener au bien en vous approuvant et vous félicitant lorsque vous seriez douce et raisonnable dans votre manière d'agir, de sentir et de parler. Ces précautions et ces recommandations avaient pour but de préparer en vous de bonnes dispositions, pour que vous fussiez à même, dans la suite, de recevoir l'éducation qui convient à une demoiselle qui doit pratiquer la vertu et vivre dignement en société. Sachez donc bien, ma chère Coralie, qu'il en est des paroles comme des pensées et des actions! Une mauvaise action, consommée une première fois, est toujours celle qui se répète le plus facilement; un premier mot est toujours celui qui se présente le premier à la mémoire, et la première pensée est toujours celle qui domine toutes les autres. C'est d'après cette disposition naturelle que se contractent ces habitudes qui exercent sur la conduite des enfants un empire d'autant plus étendu, qu'elles sont plus mauvaises et plus souvent répétées. Aussi combien ces malheureux enfants enclins au mal donnent-ils de peines à leurs parents pour diriger leur enfance; et plus tard, combien ne donnent-ils pas de déboires et de dégoûts aux

professeurs chargés de leur éducation. Eloignez, ma chère Coralie !
éloignez de vous les mauvaises habitudes ; sachez, de bonne heure,
éviter de mal faire et de mal penser, et vous verrez que bientôt vous
agirez bien, et que vous penserez de même : votre langage ne tardera
pas à se ressentir de ces bonnes dispositions, et vous vous apercevrez
avec plaisir que vous serez moins passionnée dans vos jeux et dans vos
relations, et que vous parlerez avec plus de douceur, de prévenance et
d'affabilité à vos jeunes compagnes ; vos paroles viendront alors se
faire entendre sur vos lèvres avec plus d'aisance et de facilité, et vous
serez enchantée de pouvoir vous exprimer avec tant de grâce et de
bonheur.

CORALIE. Ah ! que je serais contente, s'il en était ainsi !

R. Faites ce que je vous recommande, et vous serez satisfaite.

CORALIE. Oh oui, je le ferai ! mais, papa, vous êtes souvent en
voyage ; vos occupations me privent sans cesse de votre présence, et
vous 'n'ignorez pas que pour satisfaire au besoin que j'éprouve de
vous voir quelques instants de plus, j'interromps souvent l'heure de
mon sommeil.

R. Ah ! c'est très-bien, mademoiselle Coralie ; voilà déjà le fruit de
la première leçon qui commence à paraître : vous venez de parler avec
douceur, avec bonté, avec reconnaissance, et vous devez, comme moi,
vous être aperçue que vous vous êtes exprimée avec moins d'hésitation
et de difficulté.

CORALIE. La préoccupation, papa, m'a empêché de le saisir ; je
voulais vous demander comment juger que l'on pense, que l'on agit,
que l'on parle bien ou mal quand on est seule, ou que vous n'y êtes
pas ?

R. Mon enfant, on n'est jamais seul ici-bas ! En quelque lieu que l'on
se trouve, soit dans la solitude, comme au milieu des cités, on a
toujours pour soi et près de soi un ami fidèle, qui est Dieu ; et quand
on est privé de ses parents ou de ses amis, on n'a qu'à se souvenir, au
besoin, que Dieu est partout ; et quand on élève son âme jusqu'à lui,
on en reçoit à l'instant même d'heureuses et consolantes inspirations.
Prenez donc, ma chère Coralie, la résolution de mettre un frein à

l'élan de vos pensées ; étudiez-vous à agir avec noblesse et dignité ; soyez modeste et réservée dans vos paroles et vos actions, et vous aurez l'avantage de vous exprimer avec justesse et facilité.

2ᵉ **LEÇON.**

CORALIE. Papa, j'ai fait de mon mieux tout ce que vous m'aviez recommandé ! J'ai suivi vos avis et vos sages recommandations ; j'ai demandé à Dieu la grâce de bien parler, et j'ai eu la satisfaction, dans maintes circonstances, de m'exprimer assez heureusement ; néanmoins j'ai senti souvent mes idées se troubler, ma figure rougir, et mon front se couvrir de honte en apercevant que j'excitais le rire de mes compagnes, lorsque je ne pouvais parler librement : cela m'a beaucoup fatigué, et j'ai presque perdu l'espérance.....

R. Mon enfant, ne vous découragez pas ainsi ! Consolez-vous, ma belle petite, et sachez que votre papa possède des ressources infaillibles pour annihiler la vicieuse habitude que vous avez contractée. Félicitez-vous seulement d'avoir retiré quelques fruits de la première leçon que je vous ai donnée ; persuadez - vous que les leçons subséquentes vous fortifieront de plus en plus, et que, dans la suite, vous en retirerez de plus grands avantages.

Mais, pour le moment, habituez-vous seulement à parler lentement et sans précipitation, et ayez l'attention, si vous prévoyez la difficulté à prononcer certains mots, de les changer par des équivalents, ou de remplacer une idée par une autre, ou même de ne point parler, plutôt que de faire des efforts de voix pour prononcer une syllabe, un mot réfractaire. Car, d'après nos principes, plus vous vous efforcerez à vaincre l'habitude qui vous afflige, et plus vous fortifierez en vous la difficulté que vous éprouvez à vous exprimer. Si vous êtes attentive à suivre cet important avis, vous en retirerez une douce satisfaction ; en attendant je vous préparerai une méthode pour vous guérir du bégaiement.

3ᵉ **LEÇON.**

CORALIE. Papa, qu'est-ce donc que le bégaiement?

R. Mon enfant, on donne le nom de bégaiement à la difficulté qu'éprouvent certaines personnes, lorsqu'elles veulent parler ou lire.

Cette affection est assez commune de nos jours, et quoiqu'elle n'intéresse pas la santé de l'individu qui en est atteint, elle ne laisse pas d'avoir des conséquences assez graves pour les personnes qui vivent au milieu de la société.

CORALIE. Papa, quelle est donc la cause essentielle du bégaiement? quel est son siége?

R. La cause essentielle du bégaiement est restée ignorée jusqu'à ce jour, et nous ne pouvons que la présumer; mais il est évident que son siége est au cerveau, et que sa résidence spéciale est dans la portion cérébrale qui préside à la parole.

CORALIE. Y a-t-il plusieurs espèces de bégaiement?

R. Les auteurs qui ont traité du bégaiement en ont fait plusieurs espèces fondées sur les phénomènes extérieurs qu'ils avaient observés chez les bègues, quand ils parlaient.

Pour nous, considérant le ¡bégaiement d'après sa cause organique et le siége qu'elle occupe, nous le divisons en bégaiement aigu et en bégaiement chronique ou par prédisposition.

CORALIE. Qu'est-ce que le bégaiement aigu?

R. Le bégaiement aigu est celui qui survient tout-à-coup chez une personne qui s'exprimait avec facilité.

CORALIE. Qu'est-ce que le bégaiement chronique?

R. Le bégaiement chronique ou habituel est la difficulté de parler qui se manifeste chez un enfant d'une manière lente, graduée et inaperçue, se fortifiant insensiblement sans qu'on puisse en apprécier la cause, mais seulement l'attribuer à une prédisposition. Il peut aussi être la suite du bégaiement aigu qui passe à l'état chronique, lorsqu'il a été négligé, ou que la lésion cérébrale qui lui donne lieu a été trop profonde.

CORALIE. Vous présumez donc la lésion organique qui occasionne le bégaiement?

R. Oui, je la présume, et je suis porté à croire, d'après ma propre expérience et d'après des observations que j'ai recueillies, que le bégaiement est le résultat de l'état variqueux des vaisseaux capillaires qui parcourent en tous sens la portion du cerveau qui préside à la parole, et d'une lésion de la substance cérébrale qui est chargée de cette fonction.

CORALIE. Comment pouvez-vous penser, papa, que les phénomènes si insolites et si surprenants du bégaiement, puissent dépendre d'une cause en apparence si minime?

R. Mon enfant, l'état variqueux des vaisseaux capillaires ne peut exister sans qu'il y ait dilatation de leurs parois, et stase des fluides qui y circulent; et partout où il y a dilatation des vaisseaux et stase des fluides, il y a engorgement et compression des parties; et où il y a engorgement et compression, il y a gêne des mouvements d'extension et de contraction, et trouble dans l'action des organes qui en sont le siége. D'où j'ai conclu que le bégaiement était dû à la compression qu'exerçait l'état variqueux des vaisseaux capillaires sur la portion du cerveau qui donne naissance aux nerfs qui vont se distribuer aux muscles de l'appareil de la voix et de la parole.

Aussi remarque-t-on que, chez les bègues, les divers muscles ne reçoivent plus l'influx nerveux avec ordre et régularité, qu'ils ne peuvent se mouvoir avec facilité, ni suspendre leurs mouvements, ni tomber dans le relâchement, attendu que le fluide nerveux n'arrive qu'avec peine, ou par bonds, ou pas du tout, son cours étant interrompu; ou bien le même ordre continue, malgré sa volonté, à exercer son action sur les muscles de la parole, parce que les ordres successifs qui devraient arriver du cerveau ne peuvent surmonter l'obstacle qui interrompt la communication qui existe entre l'organe qui ordonne le mouvement et les filets nerveux chargés de le transmettre aux muscles de l'appareil de la voix et de la parole qui doivent l'exécuter. De là ces phénomènes irréguliers , insolites, que l'on remarque avec peine chez les personnes atteintes de bégaiement.

CORALIE. C'est donc ainsi, papa, que vous expliquez les phénomènes du bégaiement?

R. Mon enfant, il faudrait une plume plus exercée que la mienne pour vous exposer avec ordre et clarté ce qui me semble se passer au cerveau , à la racine, et dans le trajet des nerfs, comme dans le tissu des muscles, quand un bègue est aux prises avec sa congestion locale de la portion cérébrale qui jouit de la faculté de nous faire parler. Cette congestion locale qui a lieu dans l'organe de la parole doit être bien circonscrite au début du bégaiement chronique, qui ne consiste alors que dans l'hésitation du langage ; mais elle se fortifie bientôt à chaque effort un peu violent que fait le sujet pour vaincre l'obstacle qui l'empêche de parler librement, au point que l'on voit certains bègues éprouver un état convulsif, non-seulement des muscles de la face , mais encore des muscles des membres thorachiques et pelviens. Alors, mon enfant, la congestion s'étend , se propage jusqu'aux portions du cerveau qui régissent les muscles de l'appareil de la locomotion ; bien plus, dans certains cas, les organes des sens sont eux-mêmes affectés , la respiration est saccadée , et le cœur va jusqu'à suspendre ou précipiter ses mouvements. Quel trouble alors existe au cerveau ! la congestion et la compression doivent être générales.

Prenez donc pour principe, ma chère Coralie , de parler lentement et sans efforts, et arrêtez-vous aussitôt que vous éprouverez de la résistance à prononcer les mots que vous voudrez faire entendre; changez-les , si vous le pouvez, pour d'autres plus faciles, ou saisissez une autre pensée que vous expliquerez d'abord , sauf à revenir ensuite sur la première idée que vous auriez été obligée de taire et de laisser passer à dessein sous silence.

Je connais à Clermont un médecin distingué qui en agit de la sorte, et s'en trouve très-bien ; car personne ne s'aperçoit qu'il est affecté de la cause qui donne lieu au bégaiement. Il donne le temps à l'engorgement, à la congestion de se dissiper, et exprime ensuite les syllabes qu'un instant avant il n'aurait pu articuler sans bégayer.

4ᵉ LEÇON.

CORALIE. Papa, la cause essentielle du bégaiement est donc une lésion organique?

R. Oui, mon enfant, et cette lésion doit exister à différents degrés, puisqu'on observe que les individus atteints de cette affection ne le sont pas tous de la même manière.

D'après les phénomènes que l'on observe chez les diverses personnes atteintes de la difficulté de parler, on peut diviser le bégaiement en bégaiement léger, en bégaiement habituel, et en bégaiement convulsif, selon que la lésion borne son action sur les muscles de l'appareil de la voix et de la parole, soit qu'elle agisse d'une manière intermittente, comme dans le bégaiement léger, soit qu'elle agisse d'une manière continue comme dans le bégaiement habituel, soit enfin que cette action s'étende jusqu'aux muscles de la face, des membres et des autres appareils, ce qui constitue le bégaiement convulsif.

CORALIE. Papa, quelle est donc la cause de ces divers degrés de bégaiement?

La cause du bégaiement léger ou intermittent consiste dans la dilatation faible et légère du réseau vasculaire qui parcourt la substance cérébrale qui donne naissance aux nerfs qui vont se distribuer aux muscles de la langue et des lèvres, chargés de la prononciation. Cette disposition variqueuse des vaisseaux capillaires, quoique légère et peu étendue, peut se reproduire à chaque instant sous l'empire de certaines causes que nous traiterons plus tard; comme il peut se faire aussi qu'elle n'ait pas lieu, si l'individu qui en est atteint se soustrait à tout ce qui peut produire ou favoriser cet engorgement local et passager.

Dans le bégaiement habituel, l'engorgement des vaisseaux capillaires-cérébraux a toujours lieu dans la portion du cerveau qui préside à la parole, mais à des degrés différents, tantôt en plus, tantôt en moins, selon la manière d'être des individus.

Dans ce cas, l'état variqueux du réseau vasculaire existant constamment, les individus qui en sont atteints ne sont ni surpris, ni fatigués de la difficulté qui les poursuit, parce qu'ils parviennent, en bégayant, à dire ce qu'ils pensent, avec plus ou moins de peine, suivant que la dilatation du réseau vasculaire existe à un plus haut degré, et selon que le bègue s'expose aux causes qui produisent ou favorisent davantage l'engorgement local des vaisseaux capillaires-cérébraux.

Dans le dernier degré, il se joint à l'état précédent une lésion plus ou moins étendue de la portion du cerveau qui donne naissance aux nerfs des muscles de l'appareil de la voix et de la parole.

Cette lésion consiste, tantôt dans un défaut de développement de la substance cérébrale, survenu à la suite d'une compression forte ou long-temps prolongée, ou tantôt dans une cicatrice un peu lâche ou très-étendue de la substance du cerveau, survenue à la suite d'une déchirure ou d'un ramollissement de cette substance par une hémorragie ou par un travail morbide quelconque.

CORALIE. Quelle est dont la cause de ces désordres de l'organe de la parole?

R. Ces altérations de l'organe qui ordonne la parole peuvent être occasionées : 1. par l'irritation chronique de la pulpe cérébrale, par les hémorragies locales qui ont lieu dans cet endroit du cerveau et par le développement anormal des vaisseaux capillaires de cet organe; ajoutez à cela la prédisposition héréditaire.

CORALIE. Mon cher papa, tout ce que vous dites là est difficile à comprendre pour les personnes étrangères à la médecine.

R. Oui, sans doute, mais il est essentiel d'avoir une idée de tout cela, afin que vous puissiez plus tard comprendre un peu mieux la cause et le mécanisme du bégaiement.

Il faut que vous sachiez, pour vous faire une idée juste du mécanisme de cette affection, que lorsque l'irritation chronique survient dans nos tissus, il s'y développe un surcroit d'action qui a pour caractère principal :

1. D'attirer plus de sang dans les vaisseaux capillaires de ces parties qu'ils n'en contiennent dans leur état normal ;

2. De l'y concentrer et de l'y retenir plus long-temps, ce qui occasionne la stase des fluides dans ces parties ;

5. Enfin, de produire la turgescence et l'engorgement local qui prépare la prédisposition à l'état variqueux de vaisseaux capillaires.

Ainsi, lorsque vous concevrez que l'engorgement des vaisseaux capillaires est le résultat de la stagnation des fluides qui y sont accumu-
lés et retenus par une irritation quelconque ;

Que cette stagnation du sang ou des fluides dans les capillaires ne
peut exister long-temps, sans provoquer mécaniquement la dilatation
des parois des vaisseaux, il vous sera facile de comprendre que, dans
cet état de distention et de congestion, la force de résistance des petits
vaisseaux capillaires est bientôt vaincue par l'abord et l'afflut des fluides, et que leurs parois distendues outre mesure s'amincissent, se di-
latent et acquièrent une dimension plus considérable que ne le comporte leur état naturel, et pour peu que la cause continue d'agir, les
fibres des vaisseaux capillaires perdent leur faculté de contraction et de
réaction sur les fluides qui circulent dans leur intérieur ; alors l'état
variqueux du réseau vasculaire se manifeste, se perpétue, et constitue l'engorgement chronique de la portion du cerveau qui préside à la
parole.

Dans cet état de congestion, les petits vaisseaux capillaires dilatés
et engorgés, ayant acquis un volume plus considérable que celui qu'ils
possèdent dans leur état naturel, deviennent une cause de compression
et agissent mécaniquement sur la substance cérébrale qui les envi-
ronne, de manière à la comprimer et à la gêner dans son développement, comme de la troubler dans ses opérations et dans ses fonctions
physiologiques ; d'abord l'organe de la parole ne pouvant fonctionner
librement, l'hésitation et la difficulté de l'articulation des mots se ma-
nifestent, et si la cause continue d'agir un certain temps, et que l'état
variqueux se maintienne, le bégaiement en est la conséquence forcée.

Le ramollissement et l'hémorragie cérébrale peuvent aussi occasionner le bégaiement.

Dans le premier cas, non seulement l'engorgement des vaisseaux
capillaires existe, mais la substance cérébrale, elle-même, a subi des
altérations essentielles.

Dans le second cas, l'hémorragie qui ne peut avoir lieu sans avoir
au préalable augmenté le calibre des vaisseaux qui se laissent déchirer
par la trop grande quantité des fluides et par la trop forte impulsion
avec laquelle ils sont lancés contre leurs parois, peut également produire l'anéantissement de la parole, comme le trouble de cette fonction, selon que l'hémorragie occupe dans la portion du cerveau qui

préside à la parole, un espace plus ou moins étendu, ou selon que le sang épanché forme au milieu de la substance cérébrale un caillot homogène, ou qu'il s'infiltre entre les molécules de la pulpe du cerveau, les délaye ou les ramollit.

La gravité de cette altération est plus ou moins redoutable pour l'individu qui en est atteint, suivant l'étendue de l'épanchement qui, bientôt soumis aux lois de l'absorption, est détruit chaque jour par l'action des vaisseaux absorbants ; et sa diminution insensible permet à la substance cérébrale divisée, de se rapprocher et de s'unir, et quand le caillot est entièrement absorbé, la nature opère la reconstruction entre les parties, et la cicatrisation a lieu ; alors la parole revient libre ou difficile, selon que l'opération qui a eu lieu dans l'endroit lésé, se rapproche le plus de l'état normal, soit que la nature seule fasse les frais de la cure, soit qu'un traitement rationnel en vienne hâter l'heureuse terminaison.

Mais si l'absorption de la matière épanchée ne peut avoir lieu, ou que l'hémorragie se répète, la vie est en danger et le malade meurt.

CORALIE. Papa, vous considérez donc la congestion variqueuse des vaisseaux capillaires comme la cause de la difficulté de la parole.

Oui, mon enfant, et je suis porté à croire que la portion du cerveau qui est l'organe de la parole est susceptible, à la moindre impression, de se congestionner, et de rougir chez les bègues aussi subitement que rougit la figure d'une jeune personne pleine de candeur et de modestie.

5ᵉ LEÇON.

CORALIE. Papa, peut-on guérir du bégaiement ?

Oui, mon enfant, sinon toujours, au moins souvent, et lorsque, après le traitement rationnel, le bégaiement ne disparaît pas entièrement, l'amélioration que l'on obtient équivaut à la guérison, et fait éprouver à la personne qui en est affectée la même satisfaction.

CORALIE. Plaise à Dieu, papa, que vous puissiez me guérir et me débarrasser pour toujours de cette pénible infirmité !

R. Mon enfant, si vous êtes docile à mes leçons, si vous suivez strictement mes conseils, je vous développerai dans mon cours une méthode sûre et facile pour arriver à la guérison de cette affection, et comme cette méthode aura été conçue pour vous, il vous sera permis de l'intituler : *La Méthode naturelle et universelle de traitement du bégaiement.*

CORALIE. Papa, avez vous eu déjà l'occasion de faire l'application de vos moyens de traitement?

R. Mon enfant, j'en ai fait l'épreuve sur moi-même, et quoique âgé, j'en ai retiré de grands avantages ; car, aujourd'hui, je me considère comme guéri.

CORALIE. Qui a pu vous suggérer une idée si heureuse?

R. La nécessité, l'observation et le hasard. Obligé de parler souvent en public, je ne pouvais, malgré l'étude de différentes méthodes connues jusqu'à ce jour contre le bégaiement, m'empêcher de bégayer beaucoup ; mais c'est surtout dans mon enfance et dans ma jeunesse que j'ai eu à souffrir de cette triste affection. Je me souviens que sans méthode et aux prises avec cette ridicule difficulté de parler au milieu de moqueurs écoliers et en présence d'intolérants professeurs, qui ne savaient ni calmer mon agitation, ni m'encourager, ni me plaindre ; je me souviens, dis-je, qu'au collége, je restai *coi* à la première interrogation, et que je ne pouvais, malgré des efforts inouïs, prononcer la première syllabe de mes leçons; alors j'étais obligé de m'asseoir en alléguant, pour adoucir ma honte, que je ne les savais pas. Ah ! que j'eusse été heureux si j'eusse connu à cette époque la méthode naturelle; que de déboires, que de peines elle m'eût épargné! mais il devait en être autrement, et après avoir renoncé mille fois à toutes les méthodes, les considérant comme infidèles, je devais vous voir naître, ma chère Coralie, pour me rendre heureux et pour étudier en vous d'une manière toute particulière la cruelle affection que je redoutais tant.

Mon cher enfant, ce que je craignais arriva, et je m'aperçus un jour que vous commenciez à bégayer. Je ne pouvais le croire, tant je le craignais; mais bientôt j'en fus convaincu; ah ! quelle triste conviction pour moi ! quel chagrin s'empara de mon cœur, en songeant que tout ce que j'avais souffert vous était réservé. Je résolus alors de chercher à vaincre cette inquiétante difficulté, ou de trouver les moyens de l'adoucir, de l'annihiler et de la réduire à l'impuissance, à force d'étude, d'observations et d'essais : je crois y être parvenu !

Consolez-vous donc, ma chère Coralie, ne vous laissez pas abattre par le malheur qui vous a frappé, puisque votre papa possède des ressources infaillibles pour combattre et pour anéantir cette malheureuse disposition.

Mais souvenez-vous de vos promesses et ne méprisez pas mes préceptes.

6ᵉ LEÇON.

CORALIE. Papa, il y a donc plusieurs méthodes pour guérir le bégaiement ?

Mon enfant, dans tous les temps, des personnes philantropes, des médecins distingués, des sages ont cherché à découvrir la cause du bégaiement et les moyens de le guérir.

Bien plus, chaque individu un peu instruit a cherché, à l'exemple de Démosthènes, sinon de se débarrasser entièrement de cette difficulté, du moins de se soulager, tant cette affection donne de tourment et fait le malheur de la vie ! Mais parmi ce grand nombre de personnes, quelques-unes ont cherché dans ces derniers temps à mettre en pratique des moyens qui leur avaient réussi ou qu'ils avaient vu réussir chez d'autres bègues et en ont fait des plans de traitement très-ingénieux.

Ainsi, le premier traitement que l'on a conseillé fut celui de Démosthènes qui, dit-on, se guérit au moyen de fallacieux petits cailloux placés dans sa bouche, et par sa retraite sur les bords de la mer, pour s'exercer librement à l'usage de la parole.

Cette méthode est la meilleure de toutes ; mais elle n'a pas été comprise, faute d'une juste appréciation de la cause matérielle du bégaiement et du siége de la lésion organique qui le produit.

Ce traitement qui réussit si bien à son auteur, a été funeste à tous les bègues qui s'en sont laissé imposer par ces petits cailloux, et qui ont négligé de rechercher d'autres moyens plus salutaires ; moi-même, je les ai gardés dix à quinze ans dans ma bouche, sans en être moins bègue pour cela. Cependant, malgré tout, cette méthode qui a été si funeste à l'avancement du traitement du bégaiement, n'en est pas moins la plus judicieuse de toutes ; tant il est vrai que les meilleures choses sont inutiles ou même nuisibles, faute de les comprendre et d'en savoir faire une bonne application ! Dans la suite vous comprendrez pourquoi.

La méthode, dite Américaine, a été plus heureuse que la première, puisqu'elle a profité à un plus grand nombre d'individus, d'après les modifications que lui ont fait subir les frères Malbouche. Par cette méthode, c'est la position de la langue et des lèvres qui fait les frais du traitement. C'est une très-heureuse idée qu'eut Mme *Leigh* de recommander aux bègues de lever la pointe de la langue au moment de parler.

M. Colombat fait porter la pointe de la langue dans l'arrière-bouche et recommande de relever l'aluette et le voile du palais avant de parler, et de donner ensuite à la langue sa position naturelle, en observant la mesure que l'on bat en parlant rhytmitiquement.

M. Serres d'Allès, cherche à brusquer chaque syllabe et leur ordonne de se faire entendre par un mouvement brusque des bras.

MM. Arnolt et Cormarch, qui attribuent à la respiration une grande influence sur le bégaiement, recommandent, l'un de parler en chantant, l'autre de faire au moment de parler une forte inspiration.

On a aussi inventé des moyens mécaniques tels que la fourche de M. Itard, le refoule-langue de M. Colombat et la lame métallique de M. Herves de Chegoin, qui agissent tous à peu près de la même manière ; c'est-à-dire qu'ils ont pour résultat, comme les petits cailloux de Démosthènes, de modifier la position de la langue.

Il existe encore d'autres méthodes, mais semblables à celles que nous venons d'énumérer ; elles ont été provoquées pour le besoin de chaque individu, c'est-à-dire que chacun a cherché à vaincre la difficulté qui le gênait le plus. Mais la cause de cette affection ayant resté cachée, la méthode n'a jamais été générale, c'est-à-dire applicable à tous les cas. Le mécanisme du bégaiement n'a pu être aussi suffisamment apprécié, puisque la lésion organique restait ignorée.

CORALIE. En quoi votre méthode diffère-t-elle donc des méthodes déjà connues ?

R. Elle diffère en ce que les méthodes dont je viens de vous donner un court aperçu, ont pour but de changer ou de modifier les mouvements de la langue et des lèvres, et d'agir sur les organes de la respiration et de la phanation : mais chacune a sa manière et partiellement. C'est-à-dire que l'une a pour objet de modifier soit les mouvements des lèvres ou de la langue, l'autre l'hystme du gosier, l'autre la respiration, l'autre cherche à porter ailleurs l'attention du bègue lorsqu'il parle, pour détourner par cette distraction la surabondance présumée de l'influx nerveux qui cause le bégaiement.

Cette pensée est bien originale, et son auteur, M. Ruillier, a presque deviné la cause du bégaiement qu'il attribue à la surabondance du fluide nerveux, ce qu'il considère sans doute comme un engorgement, et d'après cette idée, il donne le conseil de porter ailleurs son attention au moment de parler ; c'est bien ce qu'il faut faire pour dissiper l'engorgement et pour pouvoir parler librement ensuite ; mais ce n'est qu'un moyen palliatif : car par cette distration que s'opère-t-il, sinon que l'on provoque au cerveau d'autres mouvements qui déterminent des changements de position, de contraction, de circulation des parties constitutives de la portion du cerveau qui donne naissance aux nerfs qui vont se distribuer aux muscles de l'appareil de la voix et de la parole.

Et il arrive, lorsque ce travail, qui est aussi rapide que la pensée, s'opère dans l'organe de la parole, que l'engorgement local des vaisseaux capillaires est détourné, et que le bègue peut exprimer pour l'instant les paroles qui circulent dans ses nerfs.

C'est très-abstrait ce que je vous dis-là ; mais c'est vrai, mon enfant, je le sens d'une manière toute particulière, mais je ne puis pour le moment le mieux définir !

Quelque ingénieuses que soient toutes ces méthodes, elles ne sont pas générales et ne cherchent point à corriger le vice organique qui réside au cerveau ; tandis que la méthode naturelle que je vous propose renferme tous les avantages particuliers des autres méthodes, et a pour but unique, essentiel et infaillible, de modifier, d'annihiler la lésion organique qui est la cause première des désordres que l'on remarque dans les mouvements des muscles de l'appareil de la voix et de la parole chez les personnes affectées de bégaiement.

Elle diffère encore des autres méthodes en ce qu'elle s'applique à toutes les espèces de bégaiement et à tous les individus, de quelque âge qu'ils soient, et particulièrement aux enfants, ce qui fait qu'elle est

― 16 ―

un progrès , et qu'elle offre également un avantage inappréciable pour le traitement et plus de chances de guérison.

7ᵉ LEÇON.

CORALIE. Papa , voudriez-vous bien me faire connaître les avantages de la méthode que vous préconisez ?

Ma chère Coralie , les avantages de cette méthode sont très-sensibles. D'abord , elle est un guide sûr et fidèle pour tous les bègues , à toutes les époques de la vie ; elle s'applique à toutes les espèces de bégaiment et satisfait à toutes les circonstances où l'on peut se trouver.

Ce qui la distingue le plus et la rend inappréciable , c'est que nonseulement elle se prête à toutes les exigences de l'homme fait , mais encore elle a pour principal but de prendre le mal à sa naissance , afin de le détruire avant qu'il se soit trop développé , et l'on verra qu'à l'aide de cette méthode , les jeunes personnes qui n'osaient se montrer à vingt ans en société et en public , seront à même de se produire à tout âge , et l'incorrigible affection du bégaiement ne leur fera plus redouter les professions où les appèlent leur goût , leur fortune et leur capacité. Avec le secours de cette méthode , les parents ne verront plus leurs espérances déçues , et la société ne sera plus privée de la parole , quelquefois si éloquente , des hommes affectés de bégaiement ; ainsi que l'histoire nous en offre un exemple en Démosthènes , qui fut chercher dans la solitude sa guérison , au moyen , dit-on , de petits cailloux qu'il tenait dans sa bouche pour mieux parler ; et si par malheur un heureux résultat n'eût pas couronné sa courageuse résolution , la tribune grecque eût été privée du plus grand orateur qui ait jamais paru.

CORALIE. Papa , est-il vrai que Démosthènes parvint à se guérir par un moyen si simple ? Ce n'est guère probable !

R. Mon enfant , tout le monde a cru à ce moyen de guérison , et on y croira toujours , si la méthode naturelle n'est pas comprise ; mais quiconque saura saisir la cause organique et le mécanisme du bégaiement , reconnaîtra aisément que les petits cailloux dont Démosthènes fit usage ne furent que des moyens secondaires ou éphémères dans le traitement, et que l'habitude de parler seul dans la solitude et de s'y exercer d'une manière ardente et soutenue, jointe au régime sévère que Démosthènes fut forcé d'observer en vivant dans les bois et sur les rochers escarpés, firent tous les frais de cette belle cure. Si vous doutiez de ce que j'ose avancer, mon enfant, réfléchissez que la plupart des bègues parlent très-bien quand ils sont seuls, et je puis vous assurer que je ne bégaie jamais quand je suis seul, soit que je parle, soit que je lise ; je fais ce que je veux de ma langue, et si vous venez à paraître, je suis troublé : cependant votre présence m'est bien agréable; il est vrai que la difficulté que j'éprouve est très-légère ; mais encore elle a lieu. Chose étrange ! que la présence d'un autre soi-même fasse naître le bégaiement ! Aussi Démosthènes sut-il profiter de cette circonstance, et se hâta-t-il de prendre le sage parti de fuir la société, et de se retirer dans la solitude ; là, livré à lui-même, il s'exerça long-temps à l'usage de la parole et finit par perdre la vicieuse habitude de bégayer !

Cette heureuse guérison s'explique très-bien d'après les principes de la méthode naturelle, et voilà comment :

Démosthènes, soumis aux lois du régime le plus sévère, et éloigné de la société, se trouvait toujours dans un état de calme et de tranquillité parfaite ; les émotions involontaires et instantanées qu'il éprouvait dans la vie sociale, ne faisaient plus rougir son front dans la solitude ; le raptus du sang au cerveau ne s'opérait plus de la même manière quand il parlait seul : l'engorgement local des vaisseaux capillaires cérébraux n'avait plus lieu ; la portion du cerveau qui préside à la parole n'était plus comprimée par l'état variqueux des capillaires qui la parcouraient. Dès lors, la pulpe cérébrale qui donne naissance aux nerfs qui vont se distribuer aux muscles de l'appareil de la voix et de la parole, devait reprendre sont essor et se fortifier par l'exercice du langage auquel prenait plaisir Démosthènes. Cette partie du cerveau dut acquérir plus de développement, comme le font toutes les parties que l'on exerce davantage, et l'organe de la parole, d'après la même loi, fut à même de réagir et de comprimer à son tour le réseau vasculaire dilaté. Les tuniques de ces petits vaisseaux amincies et relâchées par la vicieuse affluence des fluides acquièrent plus de consistance et de tonicité, la contractilité dont ils étaient doués primitivement se rétablit ; et cette force de contractilité et de réaction agissant d'une manière permanente

2

et régulière sur les fluides qui parcouraient leur calibre, ne permit plus la dilatation de leurs parois. Dès lors l'état variqueux fut détruit, et la guérison fut certaine et durable ; la lésion organique avait disparu ! Voilà ce qui arriva à Démosthènes sans qu'il s'en aperçût ; car il ne connaissait ni principes ni méthode, puisqu'il attribua aux petits cailloux qu'il tenait dans la bouche, tout le mérite de sa guérison, et depuis lui, tout le monde a cru follement à ce moyen éphémère et fallacieux, et la partie principale du traitement est restée jusqu'à ce jour inconnue et ignorée.

Voilà l'exemple que nous devons chercher à imiter ! Voilà la base de la méthode naturelle et universelle de traitement du bégaiement !

Ce qu'il y a aussi de très-remarquable dans cette méthode, c'est l'avantage qu'elle offre de pouvoir se communiquer aux tout petits enfants qui commencent à balbutier, comme à ceux qui commencent à parler et à lire ; tandis qu'il faut être grand garçon pour comprendre les autres méthodes de traitement : c'est-à-dire, qu'à l'âge où les autres méthodes peuvent être profitables, les enfants bègues, instruits et élevés d'après les principes de la méthode naturelle, sont à l'abri du bégaiement.

CORALIE. A l'abri du bégaiement ?

R. Oui, mon enfant.

CORALIE. C'est merveilleux ! quel progrès dans le traitement du bégaiement ! quel bonheur pour les petits enfants ! j'aime à croire que leur papa et leur maman ne négligeront rien pour obtenir ce précieux bienfait...

R. Pour les jeunes personnes et les gens plus âgés, cette méthode leur offre l'avantage de pouvoir se guérir eux-mêmes, sans le secours de maîtres étrangers ; car l'étude en est facile et l'application aisée ; il suffit seulement de prendre la peine de la lire chaque jour et de la méditer pour parvenir en peu de temps à amoindrir la difficulté qui les chagrine, et arriver ensuite à une plus grande amélioration, et plus tard à la disparition complète de cette infirmité.

Néanmoins, il peut se rencontrer des personnes qui ne soient pas bien attentives à observer les sages préceptes que cette méthode recommande, et qui négligent d'en suivre exactement toutes les règles ;

le succès, alors, ne sera pas aussi certain. Quoi qu'il en soit, elles pourront, avec son secours, surmonter toutes les difficultés du langage, et parvenir à la longue à se débarrasser de cette incommodité. Méditez donc cette leçon, ma chère Coralie, et pénétrez-vous bien que la sobriété, le calme, la tranquillité, l'éloignement du monde, la privation des mets trop succulents, des liqueurs spiritueuses, alcooliques, du vin même, sont nécessaires pour bien guérir de cette affection.

CORALIE. Cependant, on dit dans le monde qu'un verre de vin fait parler; une tasse de café, etc...

R. Oui sans doute, et c'est pour cela que leur usage doit en être modéré; car le vin et le café donnent des idées et des impressions par la surexcitation qu'ils produisent au cerveau; mais ce n'est que pour un moment. Une fois leur action passée, l'individu tombe dans l'hébètement, et le cerveau dans la faiblesse; alors les idées, les expressions, les saillies, tout s'est enfui, et l'esprit est épuisé; et si on s'opiniâtre à vouloir lui donner du ton, il faut revenir à l'usage du stimulant, et l'habitude demande qu'il soit de plus en plus fort, jusqu'à ce que les organes se troublent et ne donnent plus que des idées faibles et des jugements impuissants ou presque contraires à la saine logique; car alors le stimulant produit le trouble et la confusion dans le cerveau, et y détermine des congestions locales qui affaiblissent tous les organes des sens, et font bégayer l'individu, en même temps qu'elles dénaturent sa raison.

8e LEÇON.

CORALIE. Papa, il me tarde de connaître votre méthode de traitement! hâtez-vous de me la démontrer.

R. Mon enfant, avant de vous établir le traitement général du bégaiement chronique, il est nécessaire que je vous décrive le traitement du bégaiement aigu ou récent, afin que, par degrés, vous arriviez à une plus juste appréciation du traitement naturel du bégaiement chronique.

Souvenez-vous bien, ma chère Coralie, que lorsqu'un enfant (ou tout autre individu), fera une chûte violente, qu'il recevra un coup sur la tête, qu'il éprouvera une commotion, qu'il aura un frayeur subite, qu'il entendra des cris perçants, qu'il s'exposera à l'ardeur du soleil, ou qu'il ressentira une chaleur trop vive, qu'il aura des convulsions ou des attaques de vers, qu'il sera contrarié jusqu'à lui faire jeter les hauts cris et le mettre au désespoir; cet enfant, dis-je, sera en danger de perdre subitement l'usage de la parole ou d'éprouver de la difficulté en parlant. Alors il sera atteint de bégaiement aigu.

CORALIE. Pourquoi cela, papa?

R. Parce que toutes les causes que je viens d'énumérer peuvent occasioner une congestion sanguine des vaisseaux capillaires qui parcourent la portion du cerveau qui préside à la parole.

Cette congestion peut être plus ou moins forte et peut déterminer, selon son degré, soit l'engorgement local, soit la déchirure des vaisseaux et l'épanchement du sang dans la substance cérébrale de la portion du cerveau qui ordonne la parole : d'où naît le dérangement, le trouble, l'anéantissement de cette fonction, selon l'étendue de la lésion organique des parties.

CORALIE. Papa, avez-vous vu, dans votre pratique, des exemples de semblables accidens?

R. Certainement ! j'ai observé, dans certains cas, un mutisme complet de 12, 24 à 40 heures de durée; dans d'autres, la difficulté d'articuler certaines syllabes, pendant que d'autres étaient facilement prononcées; enfin, quelquefois, j'ai remarqué que la difficulté de la prononciation provoquait les convulsions des muscles de la face et des membres mêmes.

Vous voyez, d'après cela, que je vous expose les trois degrés du bégaiement aigu, comme je vous ai exposé précédemment les trois degrés du bégaiement chronique, et de cette concordance de phénomènes, que j'ai observés dans l'état aigu ou recent, et dans l'état chronique ou habituel, j'ai conclu que la cause devait être la même dans l'un et dans l'autre cas, puisque les phénomènes en étaient semblables, et que la lésion organique devait occuper le même siège dans le cerveau, et devait être de même nature; c'est-à-dire, aiguë ou récente, facile à guérir dans l'état aigu ; ou ancienne, latente, chronique, et plus difficile à déraciner dans l'état chronique, mais toujours la même, seulement dénaturée par la durée et l'habitude du bégaiement.

Je vais, du reste, ma chère Coralie, vous rapporter les observations que j'ai recueillies et qui m'ont servi de type de comparaison, afin que, dans la suite, vous puissiez, par leur étude et leur rapprochement, juger vous-même si les rapports que j'ai cru remarquer entre le bégaiement aigu et le bégaiement chronique sont exacts.

1re OBSERVATION DE BÉGAIEMENT AIGU, EN 1829.

Arnaud François, frère de votre compagne Eugénie, à l'âge de quatre ans, fut porté sans précaution en présence d'un cochon qu'on égorgeait : sa frayeur fut si grande qu'il se mit à pleurer, à crier et à se débattre, au point qu'on eut beaucoup de peine à le consoler. Cependant le calme revint, et le sommeil s'empara de lui ; mais quelques jours après, on observa qu'il ne pouvait parler librement. On me le présenta, et je reconnus le bégaiement aigu ou récent. Pensant qu'il y avait congestion au cerveau à l'endroit même où les racines des nerfs qui vont se distribuer à la langue et aux autres muscles de l'appareil de la voix et de la parole prennent naissance, j'ordonnai une sangsue derrière chaque oreille, un vésicatoire au bras et de petits bains de pieds synapisés. Cet enfant fut présenté à M. Fleury, chirurgien en chef de l'Hôtel-Dieu de Clermont-Ferrand, qui prescrivit des bains de savon, et une potion émétisée, et, au bout de deux ou trois mois, le bégaiement disparut.

2me OBSERVATION, 1857.

Le petit de Claude Arnaud, âgé de trente mois, exposé près d'un poële à une chaleur ardente, est atteint de convulsions avec perte de connaissance. J'attribuai cet accident à la congestion cérébrale ; il fut traité en conséquence ; néanmoins l'enfant resta quinze à vingt heures sans parler, quoique revenu calme et tranquille. Après ce laps de temps, la parole revint, mais lente et rare, et parfois l'enfant ne répondait pas à certaines questions, ne pouvant pas articuler sa réponse.

3me OBSERVATION, 1859.

La petite fille de François Chaleteix-Monier, âgée de trois ans et quelques mois, après avoir été exposée aux rayons du soleil, sur le bord de la rivière d'Allier, fut prise de bégaiement, sans autres signes précurseurs de congestion cérébrale, si ce n'est de la rougeur à la face et un léger étourdissement.

Je fus consulté et j'observai que la difficulté de parler était très-forte ; je prescrivis quatre sangsues le long du col, un vésicatoire au bras, une potion purgative, des bains de pieds synapisés, et insensiblement le bégaiement disparut, après deux mois de durée. J'eus le soin de recommander aux parens de ne point faire parler cette petite fille. Dans ce cas, la congestion cérébrale fut assez lente à se dissiper, et l'engorgement des vaisseaux capillaires persista long-temps ; cependant avec des soins et un régime bien entendu, je parvins à obtenir une heureuse guérison.

Il faut vous dire qu'à cette époque j'avais une idée de la cause et du mécanisme du bégaiement, et, je crois, heureusement pour cette gentille petite fille que l'on tourmentait sans cesse de questions pour la faire parler, je défendis la parole ; je fus écouté : si elle parlait, on ne lui répondait pas, ou on la calmait en lui recommandant le silence.

4me OBSERVATION. 1840.

Un petit garçon de Lempdes, nommé Berthé, âgé de vingt-six mois, ayant été exposé au soleil près de sa mère qui sarclait un blé, fut pris de difficulté de parler et le bégaiement allait en augmentant ; les parents en furent alarmés et me le présentèrent ; j'observai en effet que cet enfant bégayait beaucoup. Je prescrivis une sangsue derrière chaque oreille, un petit vésicatoire au bras, et le calomélas à petites doses ; mais le traitement ayant été différé, la difficulté augmenta pendant huit à dix jours. Je revis l'enfant, je grondai les parens de leur négligence ; alors leur répugnance pour les sangsues ayant été vaincue, le traitement fut observé, et en trois semaines le bégaiement disparut.

Voilà, je pense, des exemples de bégaiement aigu affectant des enfants de tout âge, dont la cause organique est évidemment la congestion cérébrale et l'engorgement des vaisseaux capillaires de la portion du cerveau qui préside à la parole, et cette portion du cerveau était seule le siége de la lésion, puisque les petits enfants buvaient, mangeaient, jouaient comme de coutume ; seulement leur affection se traduisait au-dehors par l'anomalie des mouvements des muscles de l'appareil de la voix et de la parole, de même que les fourmillements, les crampes, la faiblesse ou la paralysie des muscles d'un membre annoncent une congestion menaçante, un engorgement latent ou un épanchement de sang qui frappent la portion du cerveau qui donne naissance aux racines des nerfs qui communiquent à ce membre la faculté de se mouvoir.

CORALIE. Mon cher papa, cela paraît très-conséquent : il est logique, il est permis de croire que les mêmes symptômes annoncent les mêmes lésions organiques, comme il est rationel de penser que la même cause doit produire des phénomènes, des effets semblables.

9ᵉ LEÇON.

CORALIE. Papa, vous m'avez cité des exemples de bégaiement aigu chez les enfants très-heureusement guéris ; mais avez-vous observé des cas de bégaiement aigu chez les personnes faites et avancées en âge ?

R. Oui, mon enfant, et je vais vous en donner connaissance.

1ʳᵉ OBSERVATION.

En juillet 1829, je fus appelé pour aller au Grand-Pérignat, ès-Allier, lieu de naissance de votre maman, *Lucie Francon*, donner des soins à la femme de Louis Depert-Douce, âgée de trente-huit ans ; arrivé auprès d'elle, ses enfants m'apprirent que leur mère était allée, la veille, à la rivière d'Allier, laver du linge en plein soleil, et qu'à son retour, elle avait éprouvé des frissons, qu'elle s'était mise au lit et n'avait plus dit un seul mot : en effet, elle était muette sans autres accidents, et me faisait voir sa langue sans mouvement dans sa bouche ; les autres fonctions s'exécutaient régulièrement : la fièvre était nulle. Néanmoins je pratiquai une saignée générale *illico* ; je prescrivis des sangsues derrière les oreilles, des bains de pieds synapisés et des purgatifs. Au bout de quelques jours, la malade commença à bredouiller, ensuite elle parla en bégayant ; cependant, après un mois de traitement, la difficulté disparut, et la parole devint libre comme avant l'accident. Un mois et demi après, la même affection reparut chez cette femme, et les mêmes moyens en triomphèrent.

2ᵐᵉ OBSERVATION.

En 1831, mois d'août, le nommé Landan Pays, âgé de soixante ans, ayant, par un soleil ardent, conduit à Clermont-Ferrand une voiture de chaux, fut, à son retour, dans l'impossibilité de se faire comprendre à ses camarades qui faisaient la chaux, et qui en le voyant ainsi bredouiller, le prirent tous pour un Allemand ou pour un ensorcelé ; appelé le soir auprès de lui, je le trouvai assis sur son lit, la figure rouge, la tête chaude, et dans l'impossibilité de me dire ce qu'il éprouvait. S'il disait un mot, il s'arrêtait là et s'écriait en bégayant : *Mon Diou ! vou poude pè dire.* Mon Dieu ! je ne peux pas le dire.

Cet homme n'était pas autrement incommodé ; seulement il n'était plus le maître de faire exécuter à sa langue les mouvements nécessaires pour articuler. A ces signes, je crus reconnaître la congestion des vaisseaux capillaires qui parcourent la portion du cerveau qui fait exécuter à la langue et aux lèvres l'articulation des mots.

En conséquence, je pratiquai une large saignée de dix-huit onces ou six cents grammes, dans l'intention de dissiper l'engorgement du cerveau et pour prévenir une attaque d'apoplexie (ou hémorragie cérébrale) imminente.

La congestion ne fit pas de nouveaux progrès, et peu à peu le bégaiement devint plus marqué, à mesure que la langue devint plus libre ; mais, dans l'espace d'un à deux mois, le bégaiement se dissipa, et aujourd'hui, quoiqu'il parle avec un peu de peine, la difficulté ne paraît guère, à moins qu'il ne boive du vin.

5ᵐᵉ OBSERVATION.

Vous devez vous rappeler, mon enfant, la Canoix Fargheon, âgée de 40 à 50 ans, qui depuis dix ans vient, chaque année une fois ou deux, me dire, en bégayant à faire rire tout le monde, qu'elle ne peut plus parler, qu'il faut la saigner !!! se souvenant que la première saignée que je lui pratiquai pour cette affection la délivra de son embarras : et le même succès a lieu chaque fois que le bégaiement se manifeste.

En effet, lorsque le sang jaillit par la veine, la malade commence à mieux parler, et la parole revient libre quand l'engorgement est dissipé : ce qui a lieu en vingt-quatre heures et même plus tôt.

4me OBSERVATION.

Au mois de mai 1840, la nommée Chapus, matelassière, éprouva, sans causes connues, de l'incohérence dans les idées et une grande difficulté de parler, au point que les femmes des rues qu'elle traversa pour se rendre chez elle, crurent qu'on lui avait donné *un malheur*, et qu'elle devenait imbécile ; cependant le soir on s'aperçut que ses bras et ses jambes se raidissaient, et que ses yeux roulaient dans leurs orbites ; alors on s'effraya et on vint me quérir.

Je la trouvai dans un état d'hébètement, donnant à l'un le nom d'un autre individu, prenant une personne pour une autre, et, à la grande surprise de tout le monde, ne parlant qu'en bégayant et en bredouillant beaucoup.

Tout en remarquant l'engorgement des vaisseaux capillaires de l'organe de la parole, qui se traduisaient par la difficulté des mouvements des muscles de la langue et des lèvres, je pensai que cette femme était menacée d'une attaque d'apoplexie foudroyante, et je fis aussitôt couler le sang des deux bras ; cela n'empêcha pas qu'elle passât la nuit sans connaissance, et dans un mutisme presque complet ; car je remarquai que, lorsqu'elle cherchait à parler seule, elle sifflait plutôt qu'elle n'articulait. Cependant, le lendemain, douze grosses sangsues, placées derrière les oreilles, firent des morsures qui saignèrent huit à dix heures, et dissipèrent un peu les accidents ; alors cette femme revint à elle et put parler juste, mais en bégayant très-bien. Les synapismes, les vésicatoires, les purgatifs, hâtèrent la guérison ; et après douze jours, cette femme put s'aider de ses membres, se lever et manger librement : mais le bégaiement persista.

Deux mois après, une congestion cérébrale, semblable à la première, vint encore troubler le repos de cette malheureuse. Des moyens analogues à ceux employés la première fois en triomphèrent. Depuis cette époque, cette femme a éprouvé plusieurs fois d'autres attaques, mais moins fortes, et les accidents se sont dissipés d'eux-mêmes. Cependant le bégaiement n'a pas entièrement disparu, et il est probable que cette femme périra d'un coup de sang.

Voilà, j'espère, une observation curieuse. Qui de Cournon n'a pas été voir la Chapus, bégayant à tout propos, et faisant rire tous les assistants ? M. Delbrut, curé, M. Moulin et autres personnes, en ont eux-mêmes pris connaissance. Cela n'empêche pas que la pauvre Marguerite bégaye encore, et que sans doute elle bégayera toujours un peu, quoique cependant le bégaiement puisse se dissiper insensiblement.

CAROLIE. Papa, pourquoi ne l'avez-vous pas guérie de son bégaiement?

R. Mon enfant, lorsque Marguerite se reconnut, et qu'elle sentit son appétit se développer, elle se crut guérie, demanda du vin, de la viande, et abandonna les remèdes et le régime que je lui avais prescrits. Elle continua, malgré mes recommandations, de vivre ainsi, en disant : A présent, ça viendra bien ; je bois, je mange, je trouve le vin bon, et peu à peu la parole fera comme le reste, etc., etc.

Alors je ne la visitai plus et je me retirai, persuadé que l'état variqueux existait dans les petits vaisseaux de la portion du cerveau qui préside à la parole, et que l'engorgement de ces petits vaisseaux capillaires passerait bientôt à l'état chronique ; et d'après les principes de la méthode naturelle, le bégaiement habituel devait en être le résultat : ce qui a lieu en effet.   -

Mon enfant, cette curieuse observation est venue confirmer ma doctrine sur la cause, la nature et le siége du bégaiement ; car cette observation nous présente le bégaiement aigu passant à l'état de bégaiement chronique chez une grande personne ; et s'il en est de même chez les enfants, voilà la théorie du bégaiement d'après la méthode naturelle et universelle, confirmée, prouvée, rendue patente et incontestable.

Concevez d'après cela combien les études dirigées d'après l'analogie, peuvent offrir de ressources et conduire à d'heureuses inductions, et nous faire arriver à la connaissance de choses qui n'ont pu être démontrées par l'observation. Car la théorie de la cause du siége et de la nature du bégaiement a été conçue bien long-temps avant cette observation qui, sans ce travail antérieur sur le bégaiement, aurait sans doute passé inaperçu et sans valeur à mes yeux. Qui, en effet, aurait basé la théorie du bégaiement sur cette observation. Cependant elle en est la preuve irrécusable, comme l'exemple de Démosthènes est la base de la méthode de traitement. .

Voilà, je pense, des observations de bégaiement aigu chez les enfants, chez les adultes et chez les vieillards, qui peuvent bien vous satisfaire et vous donner une idée assez juste, assez exacte, de la cause, de la nature et du siége de cette affection.

Coralie. Oui papa, elles sont très-remarquables.

10ᵉ LEÇON.

Coralie. Papa, comment établissez-vous la cause, la nature et le siége du bégaiement chronique? Avez-vous des preuves aussi évidentes que le sont celles du bégaiement aigu?

R. Mon enfant, lorsque vous saurez faire des rapprochements, lorsque vous saurez comparer des faits et tirer des conséquences, il vous sera facile de conclure par analogie, que la cause organique, que la nature et le siége du bégaiement chronique sont les mêmes que dans le bégaiement aigu. Car deux effets semblables paraissent dépendre d'une même cause; et si personne ne conteste que les affections chroniques, accusent les mêmes causes, occupent le même siége et sont de même nature que les affections aiguës qui les précèdent ordinairement, ou qui peuvent exister sans elles; il sera permis, raisonnable et logique, de croire que le bégaiement aigu et le bégaiement chronique dépendent de la même lésion organique.

Coralie. Papa, cela paraît juste.

R. Je le crois... Néanmoins, pour compléter votre conviction à cet égard, et vous donner des types de comparaison, afin qu'il ne reste aucun doute dans votre esprit, je vais vous rapporter deux observations qui serviront à vous démontrer la vérité de ce que j'ai avancé.

1ʳᵉ OBSERVATION.

Le première observation est celle de *Claude Vernet*, votre père, qui, à l'âge de 5 ans, parlait comme un petit saint Jean; il faisait l'admiration de tout le monde par sa docilité. Au rapport de votre grand'mère et de votre grand papa, il parla de très-bonne heure et avec une rare facilité. Mais bientôt il est pris, tout à coup, au milieu de la nuit, d'une attaque. On le questionne, on le secoue, il ne répond pas;

il ouvre seulement de grands yeux à faire peur. Son papa, indigné de
son silence lui donne un soufflet. Alors de grosses larmes s'écoulèrent
de ses yeux grandement ouverts. Ces larmes portèrent l'attendrisse-
ment dans le cœur de son père, qui courut chercher M. Boyer. Ce
médecin arrivé, fit sans doute sentir l'éther, administra l'hoffman, et
le calme se rétablit. Le matin à jeun, on fit avaler la décoction de
mousse de Corse, et vingt-cinq vers longs et gros, réunis en un peloton, furent rendus par le petit Vernet, qui pouvait à peine parler.
Tout le monde fut enchanté de la sortie de ces vers, et on ne songea
plus à l'enfant, ni aux accidents qui pouvaient en être le résultat; on
laissa les choses dans cet état. Cependant l'enfant avait de la peine à se
faire comprendre, tant il bredouillait, et bientôt la parole devint plus
nette et le bégaiement plus marqué. Ça se passera, disait-on, avec le
temps et la patience, et on négligea de traiter la congestion cérébrale
et l'engorgement local qui existait au cerveau; dès-lors la difficulté de
parler persista, et le bégaiement s'établit.

Mon enfant, que remarque-t-on en analysant cette observation?

On remarque d'abord un peloton de vers qui se portèrent au gosier,
le long de l'œsophage, et vinrent comprimer la tranche-artère et suspendre, gêner, entraver la respiration, et, par suite de cette gêne de
la respiration, déterminer au cerveau une stase, une congestion passive du sang dans les vaisseaux cérébraux. Dans cet état, l'enfant ne
peut parler à cause des vers qui l'étouffent, et, par surcroît de malheur, il reçoit un soufflet. Il dut alors faire des efforts plus grands
pour se plaindre, et le mouvement qui s'opéra dans l'organe de la
parole provoqua sans doute un engorgement local plus considérable
en cet endroit du cerveau, et dès-lors la force contractile des petits vaisseaux capillaires de cette partie ne put résister à la trop grande
affluence des fluides; leurs parois furent dilatées, et l'état variqueux
en fut le résultat : peut-être même y eut-il épanchement de sang.

Il paraît que l'engorgement local eut lieu à un très-haut degré,
puisque, dans les premiers temps qui suivirent cette attaque, l'enfant
ne pouvait se faire comprendre; mais tout cela n'eût peut-être rien
été, si les parents ou le médecin se fussent donné la peine de combattre
l'engorgement local des capillaires cérébraux, et eussent cherché à
obtenir la résolution de la congestion; mais, par malheur pour votre
père, elle fut méconnue, ignorée et abandonnée à son caprice. Hélas !

s'il eût été traité convenablement, le bégaiement aigu aurait sans doute disparu, comme chez les autres enfants dont je vous ai rapporté les observations, et votre papa n'eût pas été affecté du bégaiement chronique qui a fait le tourment de sa vie.

CORALIE. Mais, papa, si vous n'aviez pas été bègue, vous n'auriez pas conçu la méthode naturelle du traitement contre le bégaiement, et jaurais été privée, moi la première, de ses avantages.

R. Mon enfant, si je n'eusse pas été bègue, vous n'auriez pas apporté en naissant cette malheureuse prédisposition au bégaiement ; vous n'auriez pas bégayé, et nous n'aurions pas eu besoin ni l'un ni l'autre de cette méthode qui, sans notre accident, serait demeurée dans le néant, puisque Démosthènes, comme tout le monde, ont toujours cru que les petits cailloux et l'exercice de la parole avaient été les moyens de guérison. S'il en était ainsi le traitement serait facile.

Voulez-vous en connaître une autre observation ?

CORALIE. Oui, papa, avec plaisir ; vos observations, quoique simples, présentent toutes quelque chose de piquant et de persuasif ; il semble que vous concevez mieux votre sujet que vous ne le traitez.

R. Oh ! sans doute. Sorti de Paris en 1826, habitant la campagne depuis quinze ans, n'entendant du matin au soir que le patois des villages, et, par état, n'ayant guère ni le temps ni l'occasion d'écrire, mes leçons doivent se ressentir de ce défaut d'exercice de peindre ses pensées avec grâce et harmonie, avec ces tours de phrases élégants, avec ces expressions qui peignent la chose et ces épithètes heureuses qui l'embellissent. Aussi, que j'ai de regret de m'être ainsi négligé ! Mais encore, je m'estimerai assez heureux si vous pouvez me comprendre et retirer quelque fruit de mes leçons.

CORALIE. Vous serez satisfait, papa ; parlez toujours.

2me OBSERVATION.

R. La deuxième observation que je puis vous faire connaître est relative à Mlle *Coralie Vernet* : Cette belle petite possédait tous les avantages naturels que désirait son papa ; elle était grosse, gentille, marchait très-bien et parlait encore mieux. Cependant elle appuyait sa voix sur certaines syllabes comme si elle eût connue la mesure de quantité, c'est-à-dire qu'en parlant, elle faisait des syllabes longues et des syllabes brèves. Jusque là, cette manière de parler ne donnait que de la grâce à son langage ; mais, parvenue à son dix-huitième mois, elle devint un peu malade, et son caractère changea : elle éprouvait, sans savoir pourquoi, un dépit qui la jetait dans un état de colère difficile à apaiser. Ainsi, tout à la fois, elle voulait et ne voulait pas, s'agitait, pleurait, criait, se roulait à terre. Ne prévoyant pas ce qui pouvait arriver, sa maman Lucie voulut essayer de la corriger, en luttant contre sa colère. Alors, Coralie entra dans le désespoir ; sa figure devint toute rouge, presque livide ; ses yeux étaient hagards. Cela arriva sept ou huit fois ; dès-lors, son papa, craignant quelque chose du côté du cerveau, recommanda de ne plus la contrarier, et de la calmer par tous les moyens possibles. Cette manière de faire réussit, et cette belle petite n'eut plus de ces colères désespérantes ; mais croiriez-vous que ce fut trop tard ? Le coup fut porté et le bégaiement se manifesta, faible d'abord ; mais il prit bientôt de la force, et j'eus la fatigante conviction que mon intéressante Coralie bégayait. Quelle peine pour moi, ma chère amie, lorsque je vous voyais aux prises avec ce malheureux bégaiement ; comme je cherchais à pousser vos paroles, quand je m'apercevais que vous éprouviez tant de peine pour les articuler ; et lorsque la difficulté était trop grande à vaincre, je vous voyais abandonner, après avoir donné deux ou trois coups de voix, ces mots malencontreux, et porter ailleurs votre pensée, pour trouver des choses plus faciles à dire. Je ne fus pas fâché de vous voir prendre cette heureuse direction : j'espérais, plus tard, tirer parti de ce petit stratagème pour aider à votre guérison, et je ne me trompais pas. Cette observation me fut d'un grand secours dans la suite.

Je remarquai aussi que le vin mêlé à l'eau, l'exposition au soleil, les efforts violents, vous faisaient bégayer davantage et vous faisaient surtout parler en traînant sur les syllabes.

Alors, je pensai qu'il devait exister au cerveau un commencement de congestion passive ; que cette congestion locale devait avoir lieu dans la portion du cerveau qui donne naissance aux nerfs qui vont porter le mouvement aux muscles de l'appareil de la voix et de la parole ; que, dans cet endroit du cerveau, les petits vaisseaux capillaires devaient être gorgés de fluides, et que leurs parois devaient se laisser distendre et passer ainsi à un commencement de dilatation, et que la dimension

plus grande de ces petits vaisseaux et leur plus forte consistance devaient exercer, au milieu de la pulpe cérébrale, la même action que
ces petits corps étrangers qui, par leur résistance, comprimeraient les
fibres et les canaux de la substance cérébrale, et gêneraient l'organe de
la parole dans ses fonctions.

Comment devait se traduire au dehors ce désordre local du cerveau,
si ce n'est par l'anomalie des mouvements des muscles de l'appareil
de la voix et de la parole, et que l'on nomme bégaiement.

Voilà, mon enfant, ce que j'ai cru remarquer en vous et en moi.
Voilà le bégaiement aigu passant à l'état chronique, toujours de la
même manière ! Que voulez-vous que je fasse d'une affection nerveuse,
de l'influx nerveux, de son exhubérance? Je laisse à d'autres la liberté
de croire à ces chimères-là. Quant à moi, il me faut un organe qui
donne l'ordre de parler, des moyens de transmission de cet ordre et
des appareils pour l'exécuter ; et lorsque j'aperçois du désordre dans
l'exécution des mouvements, je vais en rechercher la cause dans l'organe principal ; et cette cause que peut-elle être, si ce n'est la congestion, l'engorgement ou l'état variqueux des vaisseaux, ou la lésion
organique de la pulpe cérébrale elle-même?

Tels sont nos principes sur la nature, la cause et le siége du bégaiement chronique ; et c'est d'après cette manière de voir que nous
allons établir la méthode naturelle et universelle de traitement.

CORALIE. Papa, je suis charmée d'apprendre l'histoire de ma ma-
ladie, et je vous remercie des soins judicieux que vous avez pris pour
moi : il paraît bien, d'après ce que vous dites, que vous avez eu le
cruel privilége de prendre la nature sur le fait en observant votre
chère Coralie. Plaise à Dieu que vous soyez aussi heureux pour le
traitement qu'elle réclame !

11ᵉ LEÇON.

Ma chère Coralie, le traitement du bégaiement chronique est plus
difficile et plus compliqué que celui du bégaiement aigu, parce que
l'action long-temps prolongée de la cause sur l'organe de la parole a
pu provoquer dans la pulpe cérébrale des conditions de développement

contraires à celles que comporte l'état naturel et physiologique de ces parties.

De là des congestions passives, des engorgements chroniques et l'état variqueux des capillaires, ou la compression de la substance cérébrale, ou des arrêts de développement, ou des réunions moins intimes de parties divisées et des cicatrices plus lâches et plus étendues, selon le degré du désordre primitif auquel avait été soumise la portion du cerveau qui donne le mouvement aux muscles de l'appareil de la voix et de la parole.

Aussi Démosthènes (1) comprit-il de bonne heure que les moyens qu'il devait mettre en pratique pour vaincre la difficulté qu'il éprouvait en parlant, dépendaient plutôt du domaine de l'hygiène que des secours de la médecine ; et bien décidé à annihiler ou à détruire en lui la cause du bégaiement, il prit le sage parti de se retirer de la société et de se placer dans la solitude et l'isolement ; et là, en pleine liberté, affranchi de tous les devoirs que nous impose la vie sociale, il observa un régime sobre et tempérant, calma ses sens agités, chercha à donner à sa langue une position favorable, au moyen de petits cailloux qu'il tenait dans sa bouche ; il ne fut plus en butte aux efforts de voix qu'il était obligé de faire dans la société pour articuler ses paroles ; au contraire, il s'arrêtait quand il éprouvait de la difficulté, et cherchait à mieux prendre ses mesures pour parler plus librement ; c'est-à-dire, qu'il s'arrêtait de parler aussitôt que l'engorgement local se formait dans le réseau vasculaire de la portion du cerveau qui préside à la parole, et il reprenait ensuite le fil de son discours aussitôt que la congestion passive avait disparu, et c'est par cette habitude qu'il parvint à annihiler la vicieuse disposition qui entretenait l'état variqueux des vaisseaux capillaires ; et insensiblement, la substance cérébrale de l'organe de la parole, fortifiée par l'exercice du langage, prit plus de développement, et réagissant, à son tour, sur les vaisseaux dilatés, les comprima de toutes parts, et les réduisit à leur calibre naturel ; et comme Démosthènes était doué d'une volonté ferme et puissante, il s'exerça long-temps à l'usage de la parole ; ses exercices furent bien dirigés et bien soutenus, et ses succès dans l'art de parler furent merveilleux, puisqu'il est reconnu pour le plus éloquent des orateurs des siècles passés.

(1) Je suppose à Démosthènes la connaissance de mon travail, pour intéresser davantage le lecteur.

Mon enfant, nous n'avons donc qu'à bien méditer l'histoire de Démosthènes, qu'à le prendre pour modèle et à chercher à l'imiter, autant que nous le permettront notre âge, notre position sociale et nos facultés.

D'abord, nous serons sobres de paroles en société, nous éviterons de parler en public ; mais nous chercherons la solitude pour nous exercer au langage, et là nous nous livrerons, tantôt à la déclamation, tantôt à la conversation, tantôt à la récitation et à l'improvisation ; nous nous ferons des questions, nous y répondrons. Enfin, nous nous exercerons de toutes manières pour prendre l'habitude de bien parler ; nous chercherons à donner une position favorable à notre langue pour mieux articuler ; nous observerons un régime tempérant, et nous mènerons une vie douce et paisible, afin d'être toujours dans le calme et la tranquillité ; ensuite pour amoindrir, annihiler, anéantir même la cause organique qui s'oppose sans cesse au libre exercice de la fonction de l'organe de la parole, nous emploierons de petits stratagèmes qui ne sembleront d'abord qu'éluder la difficulté, mais qui finiront par affaiblir, dénaturer et faire disparaître insensiblement la lésion organique qui est la cause essentielle du bégaiement.

Mais, pour arriver à ce but, il est des préceptes, des règles de la plus haute importance qu'il faut établir et méditer.

Ainsi, ma chère Coralie, après avoir fait l'exposé de la cause, de la nature et du siége du bégaiement, nous arrivons à la thérapeutique de cette affection, partie non moins difficile, non moins délicate à traiter, que les paragraphes précédents. Heureux, mille fois heureux ! si nous avons pu jeter quelque lumière sur les ténèbres qui couvrent la cause organique et le mécanisme du bégaiement ; mais plus heureux encore, si nous avons bien conçu le traitement naturel.

Toutefois notre système a pour base l'observation, l'analogie, le raisonnement ; et l'expérience nous a appris que la méthode naturelle était la plus sûre pour obtenir la guérison radicale de cette infirmité.

CORALIE. Puisse le ciel vous inspirer, mon cher papa ! puisse l'Esprit-Saint vous donner assez de lumière pour traiter cet intéressant sujet !.

12ᵉ LEÇON.

CORALIE. Papa, à quel âge doit-on commencer le traitement du bégaiement ?

R. Les pères et mères qui ont des enfants atteints de bégaiement doivent, le plus tôt possible, chercher à faire disparaître cette opiniâtre affection ; car plus l'enfant prendra d'âge et plus l'habitude du vice de la parole aura d'empire sur lui, plus la lésion organique sera profonde et plus l'état normal des parties affectées sera difficile à obtenir, tandis que la disposition vicieuse sera toujours prête à se reproduire et à reprendre son empire.

CORALIE. On peut donc, à tout âge, commencer le traitement du bégaiement ?

R. Mon enfant, on doit commencer le traitement aussitôt que l'on s'aperçoit de l'existence de cette affection.

CORALIE. Mais, papa, comment le faire comprendre aux tout petits enfants ?

R. Croyez-vous que les petits enfants ne sont pas susceptibles d'instruction ; soyez sans inquiétude à cet égard ; donnez-vous seulement la peine de les instruire et de les traiter, et vous serez comprise ! Soignez ces petits anges, venez à leur secours, plutôt que de les abandonner à eux-mêmes, comme on fait toujours, et vous serez bientôt satisfaite des succès que vous obtiendrez.

Ma chère Coralie, je vous recommande ces intéressants petits enfants ; faites pour eux ce que j'ai fait pour vous, et Dieu bénira vos généreux efforts.

CORALIE. Papa, veuillez donc me donner connaissance de ce que vous avez fait pour moi, afin que je puisse, envers les autres, m'acquitter de ce saint devoir.

Mon amie, vous connaissez votre observation, puisque je vous en ai fait le détail et l'analyse ; je vais maintenant vous faire connaître les soins que j'ai pris pour vous.

Ecoutez ! Lorsque j eus acquis la triste conviction que, par suite de congestion au cerveau, vous étiez atteinte de l'affection que l'on nomme bégaiement, j'éprouvai une peine secrète qui ne me quittait pas ; aussi, partout où je passais, j'interrogeais la nature pour arriver à la connaissance de moyens propres à détruire en vous cette naissante infirmité.

Enfin, forcé de prendre un parti, mon premier soin fut de recommander à tous vos serviteurs de ne jamais vous contrarier, et d'aller au-devant de tous vos désirs, afin que vous n'eussiez jamais l'occasion de vous mettre en colère, ni de verser des larmes. Je recommandai aussi de ne pas vous occasionner de frayeur, soit à l'occasion de cris effrayants, de bruit, ou de sons capables d'inspirer la peur, ni de vous exposer à la vue d'animaux ou de personnes qui pourraient vous déplaire. On devait éviter de vous laisser voir le vin et les liqueurs spiritueuses dont l'usage vous était expressément défendu ; des aliments doux et rafraichissants devaient composer votre nourriture ; on devait aussi soigneusement éviter de vous laisser exposée aux rayons du soleil, comme de vous tenir dans un lieu trop chaud et au milieu d'une grande réunion de personnes, dans un endroit peu spacieux. Un petit vésicatoire au bras fut placé à dessein, et défense fut faite de ne rien appliquer sur des boutons de rache qui désolaient votre intéressante figure ; on devait même vous laisser gratter, frotter et écorcher ces boutons, quand le besoin s'en ferait sentir : il arrivait souvent que la démangeaison qui vous tourmentait, vous portait à vous frotter avec tant de force, que toutes les croûtes étaient enlevées par vos petits ongles, et que le derme de vos joues et de votre menton était mis à nu et saignant : cela vous faisait un grand bien et vous causait peu de douleur.

J'eus aussi l'attention de vous parler, comme vous parliez vous-même. Ainsi je disais *bambe* au lieu de jambe ; *tafé*, au lieu de café ; *tomme* vous, au lieu de comme vous, etc., etc., etc. ; et je recommandai à tout le monde de la maison, de ne vous parler jamais que de la pointe de la langue, comme parlent tous les petits enfants. Désirant connaître la position de votre langue, je demandai à la voir, et je m'aperçus que vous la portiez plutôt en bas qu'en haut en la tirant hors de votre bouche. Craignant que vous ne prissiez la vicieuse habitude de la tenir toujours baissée, même en parlant, je vous disais :

Coralie ! lève ta petite langue *tomme* ça, et je vous donnais l'exemple, en portant la pointe de ma langue sur ma lèvre supérieure et sur mes dents ; vous refusâtes de le faire d'abord, et plus tard vous cherchâtes à m'imiter, mais d'une manière vicieuse ; car vous portiez toujours votre langue en bas, au lieu de la lever en haut. Je m'avisai alors de faire venir votre compagne Eugénie ; elle était plus âgée que vous, elle comprenait mieux, ou elle n'avait pas, comme vous, contracté l'habitude de porter sa langue en bas. Je portai la pointe de ma langue sur ma lèvre supérieure, le plus près possible du nez, et Eugénie l'exécuta très-bien en votre présence ; je la flattai, je la louai, vous en fûtes jalouse, et vous cherchâtes à l'imiter ; vous réussites à peine, et ensuite je m'aperçus que vous le faisiez seule, en vous amusant : cela me fit un sensible plaisir ; j'espérai retirer quelque fruit de cette habitude, et ce ne fut pas en vain, car vous levâtes dès-lors un peu mieux votre langue quand vous parliez, et vous la teniez entre vos dents. Ensuite vous prîtes très-bien l'habitude de lever votre langue, et même vous allâtes jusqu'à recommander à votre maman et à tout le monde de la maison de faire comme vous, et vous leur disiez, en leur donnant l'exemple : Levez, levez votre langue sur votre lèvre, vers votre nez, et vous nous faisiez rire et plaisir.

J'observais aussi que, lorsque vous ne pouviez articuler certains mots, vous les abandonniez en cherchant à exprimer une autre pensée, espérant sans doute rencontrer des syllabes plus faciles ; je profitai de cette observation, et quand je pouvais saisir que vous éprouviez, ou que vous alliez éprouver de la difficulté, je m'empressais de vous dire quelque chose de semblable, ou je cherchais à vous détourner de cet objet ; vous répondiez de suite à mon intention, comme si vous eussiez compris que cela vous était nécessaire ; ou bien je venais à votre secours, en prononçant lentement le mot que vous vouliez articuler, ou en changeant la première lettre par une autre plus facile, ou en la supprimant tout à fait, ou en ajoutant à la lettre réfractaire un *e* muet, afin de rendre son articulation plus facile, et vous vous prêtiez à toutes mes attentions avec un merveilleux accord.

Vous apprîtes aussi, de bonne heure, à maîtriser vos compagnes, et à commander à tout le monde de la maison. Cette manière d'agir entrait dans mes vues, parce que j'espérais que votre ton de supériorité vous mettrait à même de parler plus librement et avec plus de confiance, pensant que la crainte et la timidité ne pouvaient avoir lieu sans provoquer au cerveau de petites congestions locales qui troublent la fonction de la pensée comme celle de la parole ; cela est tellement vrai, que vous remarquerez, en grandissant, que souvent des personnes qui parlent ordinairement avec facilité, balbutient, bredouillent, bégayent même, en parlant à des supérieurs ou à des personnes qu'elles craignent, ou qui leur en imposent.

Voilà, mon enfant, les soins que je pris pour vous ! voilà, en somme, les petits exercices et les petites épreuves auxquels je soumis votre tendre enfance, et je dois vous dire que vous vous prêtâtes admirablement bien à tous mes desseins. Chose surprenante ! vous me donniez même la leçon, assise où vous êtes, au moment où j'écris. Si, à l'âge de vingt mois, vous avez répondu à mes premiers essais, ne suis-je pas en droit de penser que presque tous les petits enfants en feront de même, lorsque l'on se donnera la peine de leur prodiguer les soins que réclame leur état ?

Enfin, à l'âge de vingt-six mois, vous étiez presque guérie ; je bénissais le ciel, j'étais au comble du bonheur, en vous voyant parler avec aisance et facilité : mais, par malheur, de nombreux malades me forcèrent, pendant quinze jours, à courir la campagne, et je ne vous voyais plus qu'à midi endormie, et le soir, quand vous reposiez. Je ne sais ce qui se passa pendant ce laps de temps, mais un jour de repos vint me confirmer que le bégaiement était revenu ; à peine pouvais-je vous comprendre, vous qui parliez si bien, vous que tout le monde admirait en parlant ! je pensai que la contrariété en avait été la cause, et que l'on vous avait laissé pleurer long-temps (jusqu'à la congestion cérébrale). Votre maman m'avoua toute la vérité, et j'appris que vous étiez volontaire, entêtée, méchante, et qu'on avait voulu vous corriger d'après des avis étrangers.

Je fus au désespoir, et dans ma colère je grondai tout le monde de la maison, excepté vous, ma chère Coralie, que je caressais, que je prévenais de toutes manières ; je défendis impérativement de ne jamais vous contrarier, et de ne jamais vous laisser pleurer, à tout prix, ayant remarqué que les accès de colère, ou les pleurs, déterminaient un raptus de sang au cerveau, caractérisé par le gonflement et la couleur rouge foncé de votre figure, signes certains d'une congestion semblable dans les capillaires cérébraux.

Toujours pénétré de ces idées, je repris les mêmes soins que j'avais mis en usage la première fois, et qui m'avaient déjà si bien réussi, et j'eus la satisfaction de voir encore l'affection diminuer et disparaître presque entièrement; c'est-à-dire que vous parliez aussi bien et même mieux que les enfants de votre âge, mais que vous conserviez toujours la prédisposition au bégaiement qui venait encore se faire sentir à la moindre faute, soit que vous pleurassiez un peu trop long-temps, soit que vous prissiez une violente colère, soit que vous fussiez exposée au soleil ardent, soit que l'on vous donnât du vin ou quelqu'autres liqueurs stimulantes, soit que vous prissiez trop de plaisir et que vous vous livrassiez avec trop d'action aux amusements de votre âge. Tant est délicat l'organe de la parole chez les enfants et les grandes personnes qui sont prédisposées au bégaiement !

CORALIE. Papa, vous dites que je parlais mieux que les autres enfants de mon âge, je ne conçois guère cela.

Mon enfant, pour le concevoir, il faut que vous vous pénétriez de cette vérité, qui est, que plus un organe est délicat, plus il est irritable, et que, plus il est irritable, plus son action est susceptible d'être augmentée, activée ; et que plus l'action d'un organe est active, énergique, plus sa fonction s'exécute promptement et facilement, et voilà pourquoi vous et moi, comme toutes les personnes atteintes de bégaiement, lorsque nous ne bégayons pas, nous parlons avec plus de facilité, de promptitude et de brièveté que les personnes qui ne bégaient point, parce que la portion de notre cerveau qui est l'organe de la parole est plus impressionable, plus irritable et plus active à fonctionner.

CORALIE. Papa, la précoce facilité que j'ai eue de parler, vient donc de ce que l'organe de la parole est en moi plus délicat, plus actif et dès-lors plus susceptible d'être lésé par la moindre congestion.

R. Oui, mon enfant, c'est là la cause de la prédisposition au bégaiement.

CORALIE. Papa, je vous suis obligée du narré de mon observation, et je ne pourrai jamais m'acquitter envers vous des soins officieux que vous avez pris pour moi.

Mon enfant, de votre observation, je conclus que le bégaiement est susceptible de guérison à tout âge, si de bonne heure on emploie des moyens convenables pour y parvenir, et que tous les petits enfants peuvent guérir, plutôt peut-être que les grandes personnes ; ce qu'on a nié jusqu'à ce jour.

CORALIE. Mais, papa, je répète bien encore quelques syllabes.

Oui, mon enfant, la prédisposition est toujours là, et elle n'attend que des fautes et de la négligence, pour se fortifier et s'établir au degré de bégaiement ; mais, dans la crainte qu'il reste encore en vous quelques traces de cette affection, ou que, par quelque imprudence de votre part, ou quelque sort malencontreux, le bégaiement vînt à se manifester de nouveau et se rétablir, je vous développerai dans mes leçons subséquentes le résultat de mes études et de ma pratique sur le traitement du bégaiement confirmé.

Mais souvenez-vous, en attendant, que votre observation est la base du traitement radical chez les enfants, comme celle de Démosthènes est la base du traitement radical chez les grandes personnes.

Ces deux observations méritent d'être méditées.

N'oubliez pas non plus, ma chère amie, que si l'observation de Marguerite Chapus est venue heureusement confirmer nos principes sur la nature, le siége et la cause du bégaiement, la vôtre, ma chère Coralie, n'en prouve pas moins la bonté de la méthode de traitement, qui est basée sur ce système de lésion organique.

Pénétrez-vous bien aussi que, grâce à la méthode naturelle, le bégaiement n'est plus au-dessus des ressources de la nature humaine, et qu'un bègue élevé et instruit d'après nos principes se moquera de cette affection et la considèrera comme une bien faible incommodité.

Ah ! que les bègues seront heureux désormais de ne pas avoir à souffrir ce que votre papa a souffert dans ses études et dans ses relations sociales ; qu'ils seront heureux de pouvoir, en tous temps et en tous lieux, surmonter et vaincre les difficultés si opiniâtres, si pénibles et si désolantes du bégaiement !...

15e LEÇON.

TRAITEMENT DES PETITS ENFANTS QUI COMMENCENT A PARLER.

Ma chère Coralie, aussitôt que l'on vous présentera un enfant qui, à la suite de causes capables de déterminer un raptus de sang au cerveau, telles que l'insolation, le passage subit du chaud au froid, une violence exercée sur la tête, une grande frayeur, l'existence des vers dans l'estomac, les convulsions, etc, etc, éprouvera une congestion cérébrale et de la difficulté dans son langage, hâtez-vous de dégorger le cerveau par une application de sangsues le long du col, au nombre de une ou deux derrière chaque oreille, selon l'âge et le degré de congestion ; vous laisserez couler le sang suffisamment, en ayant soin, toutefois, d'en surveiller l'écoulement ; et lorsque vous le jugerez convenable, arrêtez - le soigneusement ; car chez les petits enfants les hémorragies sont faciles à s'établir par les piqûres des sangsues, et la mort pourrait en être le résultat ; mais en les surveillant il n'y a rien à craindre.

Après ce premier soin, il faudra tenir sur la tête des compresses trempées souvent dans l'eau vinaigrée froide ; il sera bon aussi de mettre au bras gauche un petit vésicatoire pour obtenir une prompte révulsion des humeurs qui se portent au cerveau, et par un petit sain-bois que vous établirez le troisième jour, vous obtiendrez une dérivation insensible qui vous sera d'un grand secours ; de petits bains de pieds synapisés, soir et matin, pendant cinq à dix minutes, aideront encore la dérivation, et pour donner au cerveau plus de liberté, vous administrerez la potion dérivative suivante :

Calomélas, trente centigrammes ;
Sirop de fleurs de pêchers, trente-deux grammes ;
Huile douce de ricin, trente-deux grammes ;
Sirop de limon, trente grammes.

Faites selon l'art une potion que vous administrerez à la dose d'une cuillerée à café, de six heures en six heures, en ayant soin d'agiter la fiole à chaque fois.

Vous donnerez pour boisson l'infusion de fleurs de pensées sauvages, sucrée et nitrée avec vingt-cinq centigrammes de nitrate de potasse par deux cents grammes de liquide. Des bains de savon seront donnés régulièrement de jour à autre, pendant quinze jours, en ayant soin de tenir des compresses froides sur la tête, pendant les trente minutes que durera le bain.

On évitera tout ce qui peut surexciter le cerveau et fatiguer l'enfant, tel que le bruit, une lumière trop vive, une température trop élevée, les cris, les menaces, les frayeurs, les contrariétés, etc, etc.

Les aliments doivent être rafraîchissants, légers et un peu laxatifs : du lait, des fécules, des gelées, des confitures, des fruits cuits, etc.

Il faut laisser l'enfant dans le repos le plus parfait, ne lui parler que pour ses besoins, ne point stimuler sa curiosité par des questions indiscrètes, afin que son langage ne soit point actif et passionné, mais indifférent et comme lui servant de distraction.

Tels seront les premiers moyens que vous aurez à employer au début de l'affection.

Mais si, malgré ce traitement bien entendu, l'enfant éprouvait longtemps encore, de la difficulté en parlant, cette gêne dans l'exercice de la parole annoncerait que la congestion locale existe encore, que la résolution n'est pas terminée et que l'engorgement des vaisseaux capillaires de l'organe de la parole tend à passer à l'état chronique. Il conviendrait alors de suivre le même régime et de surveiller de plus en plus la conduite de l'enfant, pour le soustraire à tout ce qui pourrait lui être nuisible en favorisant la congestion cérébrale qui existe déjà dans la portion du cerveau qui préside à la parole, et ce serait alors le cas d'agir comme je fis pour vous, ma chère Coralie, lorsque je m'aperçus de votre prédisposition au bégaiement chronique; c'est-à-dire qu'en prenant les mêmes soins que je pris pour vous et que j'ai exposés dans votre observation, il faut que vous ne parliez que peu à l'enfant; que lorsque vous lui parlerez, vous cherchiez toujours à l'imiter, plutôt que de vouloir lui apprendre. Ainsi, vous parlerez, comme lui, de la pointe de la langue; vous changerez, à son exemple, les lettres difficiles pour des lettres plus faciles, et vous les passerez même sous silence quelquefois; par exemple, vous direz avec lui *bambe*, pour dire jambe; *ai faim*, pour dire j'ai faim; *darçon*, pour dire garçon; *tsale*, pour dire sale; *ze veux*, pour dire je veux; *ton-*

tent, pour dire content, etc, etc. Enfin vous ferez votre possible, pour bien étudier le langage de l'enfant, afin de lui répondre sur le même ton et même de lui donner l'exemple , si faire se peut.

Vous éviterez par là d'ajouter à l'engorgement qui , pendant ce laps de temps , s'amoindrira de plus en plus, et finira par se résoudre , ou , du moins , ce qu'il en restera sera peu de chose, et vous parviendrez, plus tard , à le faire disparaître entièrement.

CORALIE. Mais, papa, si, malgré tous ces soins, le bégaiement persiste , ou qu'il se soit établi d'emblée, comment se conduire pour en obtenir la guérison ?

R. Mon enfant, si le bégaiement est très-fort, par exemple au 2me et 5me degré, ou qu'il persiste depuis un certain laps de temps , soit qu'on ait cherché ou non à en combattre la cause essentielle , il faut alors lui opposer un traitement méthodique que vous nommerez *méthode naturelle et universelle de traitement du bégaiement*, dont les règles et les principes vous seront démontrés dans le cours de nos leçons.

Mais pénétrez-vous bien de cette première leçon et ajoutez-y les détails que je vous ai fait connaître dans votre observation ; lisez-la, méditez-la, rendez-vous-la familière, afin que vous soyez à même d'en faire l'application aux tout petits enfants qui sont susceptibles de vous très-bien comprendre et de guérir radicalement, comme vous êtes guérie vous-même ! Réjouissez-vous, ma chère Coralie, et faites en sorte que l'histoire de votre guérison soit utile au genre humain; ne la laissez pas perdre infructueuse dans la nuit des temps.

14e LEÇON.

Ma chère Coralie, si, dans le cours de votre vie , vous étiez chargée de donner vos soins à un enfant atteint de bégaiement, vous vous informeriez de l'époque du commencement de cette affection , afin de savoir si le bégaiement est à l'état aigu ou à l'état chronique, s'il est récent ou ancien, s'il est survenu d'une manière brusque ou insensible.

Si le bégaiement est récent, s'il est survenu brusquement et accidentellement, ou dit alors que le bégaiement est aigu.

Si, au contraire, le bégaiement est survenu d'une manière insensible et inaperçue, on dit que le bégaiement existe par prédisposition.

Enfin, si le bégaiement existe depuis long-temps, soit qu'il se soit manifesté à la suite d'accident ou qu'il soit survenu d'une manière lente, on dit que le bégaiement est à l'état chronique ou habituel.

S'il s'agit du bégaiement aigu, vous n'avez qu'à consulter les leçons précédentes et les observations que nous avons rapportées dans les 8me et 9me leçons, relatives au traitement du bégaiement aigu.

S'il s'agit du bégaiement par prédisposition, consultez votre observation et la leçon précédente, pour avoir une idée juste de son traitement.

Quant au bégaiement chronique ou habituel, soit qu'il existe chez un enfant ou chez une personne faite, il est des règles et des préceptes qu'il faut établir et développer avec soin, pour arriver au traitement rationnel et radical de cette affection.

Votre premier soin sera d'examiner la langue de l'enfant, et si, par hasard, le frein était trop marqué, vous lui donneriez un petit coup de ciseaux courbes sur leur plat, pour rendre la langue plus libre et plus allongée.

Après avoir pratiqué ou non cette petite opération, vous commencerez par lui apprendre l'alphabet des bègues, tel qu'il est représenté.

ALPHABET DES BÈGUES.

A	E B	E C	E D	E	E F	E G	E H	I
E J	E K	E L	E M	E N	O	E P	E Q	E R
E S	E T	U	E V	E X	E Z.	Y.		

C'est-à-dire qu'au lieu de prononcer les consonnes comme on les prononce ordinairement, on doit les faire entendre comme si elles étaient précédées d'un *e* muet, et au lieu de dire, par exemple, *be, ce, de*, on doit prononcer comme s'il y avait *eb, ec, ed, ef, eg, em, ep*, etc., comme on le dit encore tous les jours, quand on veut parler des lettres *f, l, m, n, r, s*, et qu'on les désigne sous le nom d'*ef*, d'*el*, d'*em*, d'*en*, d'*er*, d'*es*, comme quand on dit mettez l'*ef* avant

l'*ix*, mettez l'*em* avant l'*el*, mettez l'*en* avant l'*er*, et l'*es* après, etc,
etc. Eh bien ! c'est de cette manière que l'on doit apprendre aux bègues
les lettres consonnes de l'alphabet.

Pour cela faire il faut répéter un grand nombre de fois, en présence
de l'élève, les lettres de l'alphabet, afin que machinalement il cherche
à vous imiter, et lorsque vous vous apercevrez que vous aurez excité
en lui de l'émulation et le désir de l'apprendre, vous l'instruirez des
règles qu'il faut observer, et vous aurez l'attention, pour les lui expli-
quer, de vous servir du langage de la première enfance, c'est-à-dire
que vous conserverez aux lettres et aux syllabes la même valeur que les
enfants leur attribuent, et vous les articulerez de la même manière que
les enfants les articulent, en recommandant toujours à votre élève
de vous imiter, et vous commencerez ainsi :

Mon enfant, pour *dérir* du *bédément*, il faut *touzours* parler de la
pointe de la *lande*; pour parler ainsi, il faut *te* vous appreniez à tenir
votre *lande* retroussée dans votre bouche, de manière que la partie
inférieure de votre *lande* soit appuyée derrière vos dents incisives su-
périeures, que la pointe soit collée à la voûte palatine, et que, la
lande ainsi placée, vous prononciez toutes les lettres de l'alphabet, en
ayant l'attention de tenir dirigée la pointe de la *lande* au fond de la
bouche, au lieu de la laisser libre et flottante en avant, comme vous le
faites ordinairement.

Dans ce premier exercice, vous affecterez d'ouvrir la bouche en parlant, pour que l'élève s'aperçoive bien qu'en effet vous tenez vous-
même votre langue retroussée derrière vos dents incisives, et la pointe
collée à la voûte du palais de votre bouche.

Vous continuerez votre exercice en disant : Mon enfant, pour apprendre l'alphabet tel qu'il est ici tracé, il faut, avant tout, que vous
teniez votre langue retroussée dans votre bouche, et qu'ainsi placée,
vous prononciez toutes les lettres de l'alphabet, sans la laisser tomber;
mais, si la chose arrivait, vous la relèveriez aussitôt en lui donnant
la position indiquée.

Lorsque vous vous serez convaincu que la langue de l'enfant et la
vôtre même, ont une position favorable, vous prononcerez la première lettre de l'alphabet, et vous la ferez répéter plusieurs fois, afin
d'habituer les mouvements de la langue à son articulation, et il en
sera de même pour toutes les autres lettres; par exemple, vous direz

et vous ferez dire à votre élève *a*, *a*, *a*, *a*, *eb*, *eb*, *eb*, *ec*, *ec*, *ec*, *ec*, *ec*, *ed*, *ed*, *ed*, *em*, *em*, *em*, etc, etc, en ayant le soin de les prononcer toujours de la pointe de la langue.

Vous continuerez cet exercice jusqu'à ce que l'élève connaisse bien toutes les lettres, et les nomme sans se tromper.

Par cette manière de lui apprendre l'alphabet, l'élève sera toujours prêt à articuler, sans grande difficulté, la lettre qu'on lui indiquera, et, une fois cette habitude contractée, il nommera, sans presque bégayer, toutes les lettres de l'alphabet.

Cette leçon, bien comprise par vous et communiquée à l'enfant de manière à ce qu'il l'exécute comme vous-même, vous donnera la plus grande satisfaction, et vous verrez désormais le bègue apprendre sa leçon sans crainte et sans dégoût, et vous ne serez pas moins satisfaite qu'étonnée de voir s'effacer, par un premier exercice, une des plus grandes difficultés du bégaiement.

15ᵉ LEÇON.

CORALIE. Mon cher papa, il faut donc commencer par prendre l'habitude de parler de la pointe de la langue, en la tenant retroussée et appliquée au palais de la bouche, et parvenir, la langue ainsi placée, à prononcer toutes les lettres de l'alphabet.

R. Oui, mon enfant, cette règle mérite d'être observée, et vous ferez tous vos efforts pour que l'enfant prenne, de bonne heure, l'habitude de donner à sa langue cette position. Cependant, s'il était très-jeune, vous ne vous arrêteriez point à cette considération ; vous auriez seulement l'attention de lui commander souvent de relever sa petite langue, comme je fis pour vous. (*Voyez votre observation*). Mais, dans ce cas, vous redoubleriez de zèle pour que l'enfant ne parlât que de la pointe de la langue, et alors, plus que jamais, vous insisteriez sur l'articulation artificielle de certaines lettres qui offrent le plus de difficultés dans la prononciation.

Ainsi, vous auriez grand soin de donner l'habitude à votre élève de remplacer la lettre *b*, par la lettre *v* ; comme dans brave, dites *vave*; *banlieue*, dites *vanlieue* ; ou par *d*, *douillon* pour bouillon , etc , etc.

La lettre *c*, sera remplacée par la lettre *t*, ainsi dites : *tapable*, au lieu de capable ; *tantan*, au lieu de cancan ; le *totu*, au lieu de cocu.

Remplacez le *d*, par le *n*; ainsi dites, *nemain*, pour demain ; *nemander*, pour demander; *n'abord*, pour d'abord.

La lettre *g*, sera remplacée par le *d*, et vous direz, *darçon*, au lieu de dire garçon ; *dalop*, au lieu de galop.

Le *j*, doit être remplacé par le *z*, dites, *zamais*, pour jamais ; *zanbon*, pour jambon.

La lettre *p*, sera remplacée par le *t*, dites, *teigne*, pour peigne.

Le *q*, sera remplacé par le *t*, dites, *t'est-ce te c'est*, pour dire qu'est-ce que c'est.

La lettre *r*, par *l*, ou *i*, dites, *iambourser*, pour rembourser ; *felle*, pour ferre.

Enfin , la lettre *s*, sera remplacée par *ts*, il faut dire, *tsavant*, pour savant; *tsalut*, pour salut; *tsavoir*, pour savoir.

En faisant ainsi remplacer les lettres les plus difficiles par des équivalentes , ou en les substituant les unes aux autres, vous parviendrez à faciliter singulièrement leur articulation , et une fois que l'élève en aura contracté l'habitude , il en profitera très-avantageusement.

Lorsque votre élève articulera avec facilité toutes les lettres de l'alphabet, vous l'exercerez à nommer les lettres prises au hasard ; c'est-à-dire, tantôt prises au milieu, à la fin ou au commencement de l'alphabet, et une fois qu'il possèdera bien sa leçon , et qu'il sera à même d'articuler sans hésitation et subitement quelque lettre que ce soit , vous comencerez de lui apprendre l'articulation des syllabes.

Mais, avant de passer outre, exercez-vous long-temps avec votre élève, tantôt sur l'alphabet en entier , tantôt sur les lettres prises au hasard, tantôt sur les lettres équivalentes pour remplacer les lettres plus difficiles , et dans ces exercices , ne manquez pas de recommander à l'enfant de tenir sa langue dans la position convenable, et ne lui parlez jamais que de la pointe de la langue.

Il faut aussi, ma chère Coralie , surveiller l'enfant dans sa conduite et le diriger de manière à ce qu'il évite toutes les causes de congestion cérébrale.

Ainsi, vous aurez le soin que ses amusements et exercices soient modérés, qu'ils aient lieu en plein air et à l'abri du soleil ; vous craindrez les chûtes, les sauts, les efforts violents pour porter ou pour lever un fardeau. Les peines, les frayeurs, les plaisirs, devront être soigneusement ménagés. Les impressions morales, de crainte, de timidité, de respect, de soumission, d'orgueil, d'amour-propre, de vanité, etc, etc, devront être cachées à l'élève et même ignorées, s'il se peut ; ses aliments seront substantiels, sans être échauffants ni irritants, surtout point stimulants.

Pour boisson, on lui donnera l'eau pure, quelquefois un peu de vin dans l'eau, mais ce n'est nullement nécessaire, et on devra lui donner l'habitude de ne jamais en boire, ou rarement ; car les boissons spiritueuses sont l'alimentation du bégaiement.

Les vêtements doivent être modérément chauds, et si quelques éruptions paraissaient sur la peau, ou au cuir chevelu, vous tiendriez un petit sain-bois au bras gauche. Je crois que ce moyen est très-efficace. Voilà le régime des grands et des petits bègues. Evitez les boissons spiritueuses et tout ce qui peut déterminer la congestion ou le raptus des humeurs au cerveau. Imitez Démosthènes.

16ᵉ LEÇON.

CORALIE. Papa, il n'est donc pas expressément nécessaire de tenir la langue retroussée et appliquée à la voûte du palais de la bouche, puisque les petits enfants peuvent guérir sans cela ?

R. Mon enfant, les jeunes enfants ne vous comprendraient pas lorsque vous leur feriez cette recommandation, ou s'ils vous comprenaient ils ne sauraient pas l'exécuter ; ainsi mieux vaut les laisser libres à cet égard : mais lorsqu'ils peuvent comprendre, il faut de bonne heure leur apprendre à tenir leur langue dans cette position quand ils disent leur leçon, et même quand ils vous parlent, si faire se peut.

Ma chère Coralie, lorsque vous serez convaincue que votre élève possède la connaissance de ses lettres, qu'il les distingue et qu'il les nomme passablement bien, sans détacher la pointe de sa langue retroussée de la voûte du palais ; vous passererez au *ba*, *be*, *bi*, *bo*, *bu*, avec le soin d'observer vous-même les règles précédentes , pour que l'enfant en fasse, à son tour, l'application.

Ainsi, vous commencerez cette leçon par :

Eb-a , eb-e, eb-é , eb-è , eb-ê, eb-i, eb-o, eb-u.

Ec-a , ec-e, ec-é , ec-è , ec-ê , ec-i , ec-o , ec-u.

Ed-a, ed-e, ed-é , ed-è , ed-ê, ed-i , ed-o, ed-u.

Ef-a , ef-e, ef-é , ef-è , ef-ê , ef-i , ef-o, ef-u:

Eg-a, eg-e, eg-é , eg-è , eg-ê , eg-i , eg-o, eg-u. Ej-a, ej-e.

Et-a , em-a, en-a, ep-a, eq-ua, er-a, es-a, et-a, ev-a, ez-a.

Et ainsi de suite pour les autres syllabes que vous prononcerez devant lui plusieurs fois , en conservant à chaque lettre le son artificiel convenu. Ensuite vous le ferez articuler à l'enfant avec tous les soins convenables, jusqu'à ce qu'il le sache et le prononce bien , c'est-à-dire sans bégayer, et non nettement et distinctement, comme on le fait ordinairement.

Mais , comme dans cet exercice il peut , malgré la précaution qu'a l'élève de tenir sa langue dans la position convenable , se rencontrer des lettres qui soient réfractaires , ou qui présentent de grandes difficultés à vaincre, ou qui fassent éprouver de l'hésitation au bègue , ce qui lui causerait du trouble et de l'agitation et lui ferait perdre le fruit des leçons précédentes , il est prudent de lui apprendre à prévenir et à éluder cette difficulté.

La chose importante pour arriver à ce but, c'est de se souvenir du son artificiel de chaque lettre , de l'apprendre et de le faire observer à l'individu. Ainsi , si vous voyez que l'enfant éprouve de la difficulté ou la moindre hésitation à nommer la lettre *b,* faites-lui dire *ebva*, au lieu de *eba*.

Pour la lettre *c,* faites-lui dire *eta*, au lieu de *cla.*

Pour la lettre *d,* faites-lui dire *eta*, au lieu de *eda.*

Pour la lettre *g,* faites-lui dire *eda,* au lieu de *ega.*

Pour la lettre *j,* faites-lui dire *eza,* au lieu de *eja.*

Pour la lettre *k,* faites-lui dire *eta,* au lieu de *eka.*

Pour la lettre *p,* faites-lui dire *efa,* au lieu de *epa.*

Pour la lettre *q ,* faites-lui dire *eta,* au lieu de *equa.*

Pour la lettre *r,* faites-lui dire *eia,* ou *ela,* au lieu de *cra.*

Pour la lettre *s ,* faites-lui dire *etsa,* au lieu de *esa.*

Pour la lettre *x,* faites dire de même *etsa ,* au lieu de *esa.*

Par cette manière de prononcer les syllabes réfractaires, la difficulté disparaîtra et l'élève ne sera pas arrêté ni embarrassé dans son exercice, ce qu'il faut constamment éviter; car il faut bien se pénétrer que plus le bègue fera d'efforts pour vaincre la difficulté qu'il éprouve à articuler les syllabes ou les lettres, plus il fortifiera la cause du bégaiement en augmentant le trouble local qui existe au cerveau, siége de la parole; et plus il éloignera l'époque de sa guérison.

Mais ce n'est pas tout, il peut encore se faire que, lorsque l'élève sera parvenu à nommer, sans hésitation, toutes les consonnes de l'alphabet, il ne puisse faire entendre l'articulation de certaines syllabes sans difficulté : par exemple, l'élève dit fort bien *ep* et *a* pour faire *epa*; mais il ne peut sans gène articuler la syllabe *epa*, ou *ema*, *ena*, *eva*, *ela*, *eza*, et même *eba*, *eda*, *efa*, etc., etc. Alors il faut encore venir au secours du bègue en lui apprenant à placer après la consonne un *e* muet qui facilitera singulièrement l'articulation de la syllabe; par exemple, pour les syllabes *eba*, *ela*, *eda*, *efa*, *ega*, *ema*, *epa*, *eta*, etc., ajoutez après la première lettre un *e* muet, et prononcez d'un seul trait *ebea*, *elea*, *edea*, *efea*, *egea*, *emea*, *enea*, *epea*, *etea*, etc, etc. Par le moyen de l'*e* muet ajouté à la consonne, vous parviendrez à éluder les plus grandes difficultés, et vous préviendrez les efforts inouïs que font les bègues pour articuler certaines syllabes.

Il est, je pense, inutile de vous recommander de joindre cette règle à la première et non de la séparer, c'est-à-dire que, quoique vous ajoutiez l'*e* muet après la consonne, il ne faut pas le retrancher au commencement de la syllabe difficile à prononcer, mais en faire un tout, uni, léger et insensible, mais assez marqué cependant pour éviter toute hésitation.

Ainsi, dans les cas difficiles, lorsque votre élève hésitera à articuler une syllabe, apprenez-lui à faire entendre le son sourd et léger de l'*e* muet.

Par exemple, dites, selon le besoin, *ebea*, *ebeé*, *ebeo*, *ebeu*; ou, s'il éprouve la difficulté à prononcer les syllabes *eda*, *edé*, *edu*, dites, *edea*, *edeo*, *edeu*, ou *elea*, *eleé*, *eleu*, ou *emeo*, *emeu*, *etea*, *eteu*, etc.

Il faut, dans cet exercice, laisser entendre doucement le son de l'*e* muet en appuyant légèrement sur chaque lettre, comme si l'on voulait faire entendre son agréable son.

Cette manière d'articuler le *ba, be, bi, bo, bu*, est plus douce, plus agréable à entendre que lorsqu'on le prononce brusquement et en pointant chaque syllabe.

Lorsque vous aurez appris à votre élève le *ba, be, bi, bo, bu*, de la manière énoncée ci-dessus, et que vous l'aurez exercé en tous sens, vous recommencerez de nouveau l'alphabet, et vous ferez en sorte que le bègue suive et observe strictement les règles que nous avons tracées à ce sujet ; puis vous reprendrez les exercices des syllabes, en ayant l'attention de toujours parler de la pointe de la langue, placée convenablement au palais, et de conserver aux lettres et aux syllabes le son artificiel que nous leur accordons.

17ᵉ LEÇON.

Après avoir exercé votre élève cent et cent frois, tantôt sur l'*A-bécédaire*, tantôt sur le *ba, be, bi, bo, bu*, et qu'au moyen de ces exercices, vous serez parvenue à lui faire perdre l'habitude de bredouiller et de bégayer en disant sa leçon, il faut lui recommander de parler le moins possible, et inviter les personnes qui l'entourent à ne pas le questionner si souvent, et à sembler même ne point faire attention à lui quand il parlera, de manière que si l'enfant éprouve le besoin de causer, il passe son envie en s'entretenant seul, comme aiment à faire tous les petits enfants qui s'amusent en conversant autour de leur maman ou de leur bonne. Là, occupés à leurs jeux, ils se font des questions, y répondent, parlent de ce qu'ils ont vu et entendu, et l'expriment avec douceur et avec grâce. Cette habitude mérite d'être conservée chez ceux qui ne l'ont pas encore perdue, et il faut tâcher de la faire renaître chez les plus grands enfants qui ne la possèdent plus, et qui sont devenus questionneurs.

Ceux-là vous accablent de questions, leur esprit de curiosité est porté au plus haut degré ; profitez de cette disposition en vous servant, dans vos réponses, des préceptes que nous avons donnés ; par là vous leur insinuerez par imitation, l'habitude de parler méthodiquement.

Lorsque vous en serez parvenue à ce point, ma chère Coralie, il faudra apprendre à votre élève à épeler.

Comme épeler veut dire nommer les lettres de l'alphabet et les as-
sembler pour former les mots, il est évident que cet exercice est très-
important, et qu'il faut faire, dans cette leçon, l'application de toutes
les règles que nous avons établies précédemment. Il faut les avoir
toutes présentes à l'esprit, et s'en servir avec la plus grande exacti-
tude, afin de supprimer entièrement le bégaiement dans l'articulation,
dans l'assemblage des lettres et dans la formation des mots, et si vous
y apportez beaucoup de soins et d'amour-propre, votre élève pourrait
très-bien dire sa leçon sans bégayer.

Dans cet exercice, ayez grand soin de ne jamais souffrir que votre
élève fasse des efforts de voix pour articuler quelque lettre, quelque
syllabe, ou quelque mot que ce soit; mais faites-lui complaisamment
tourner la difficulté, en appuyant sa voix sur l'*e* muet qui viendra partout
à son secours; c'est-à-dire que vous aurez le soin de placer l'*e* muet
partout où le besoin s'en fera sentir, au commencement, au milieu
des mots, même entre chaque syllabe, ou avant ou après chaque consonne, et vous verrez, par ce stratagème, s'évanouir toutes les difficultés que présente le bégaiement.

Ainsi, vous commencerez cette leçon par épeler, en sa présence,
avec douceur et tranquillité, en appuyant nonchalament votre voix
sur les syllabes, et en faisant sentir doucement et lentement le son de
l'*e* muet; je me souviens d'avoir entendu certains petits mendiants
très-bien exécuter cette manière de parler.

Ils disaient lentement et piteusement :

Ed onnez em-oi, es' il ev-ous ep-el-ait, eun ep-et-it em-orce-au
ed ep-ain, ep-our el-am-our ed-eD-ieu, es' il e-v-ous ep-el-aît.

Cette manière de parler de ces petits malheureux, auxquels sans
doute Dieu inspire un langage doux et compatissant pour éteindre en
nous l'avarice et réveiller dans nos cœurs des sentiments de compassion
et de charité, est, à peu de chose près, ce que vous devez chercher à
imiter et à communiquer à votre élève; pour peu que vous vous en
donniez la peine, il vous imitera bientôt, et même il vous surpassera.

Mon enfant, il ne faut pas épeler comme on le fait ordinairement,
mais épeler selon la méthode que nous traitons; c'est-à-dire qu'au lieu
de commencer les syllabes par une consonne, il faut les commencer
par une voyelle et les terminer par la consonne qui suit, ou par les
consonnes suivantes, s'il y en a plusieurs.

Cet exercice demande beaucoup de précaution de la part du maître pour apprendre à l'enfant à épeler selon la règle que nous avons tracée, et pour parvenir à mettre en pratique tous les autres préceptes que nous avons démontrés.

Ainsi, ma chère Coralie, vous aurez le soin de placer votre langue convenablement, et vous épèlerez, ainsi que votre élève, de la manière suivante :

eC-al-ips-o ene ep-ou-vait ese ec-ons-ol-er ed-u ed-ép-art ed' Ulysse. eD-ans es-a ed-oul-eur, ell-e ese etr-o-uv-ait em-alh-eur-eus-e ed' êtr-e imm-ort-ell-e. eS-a egr-ott-e ene er-ais-onn-ait epl-us ede es-on ech-ant : el-es en-ymph-es eq-ui el-a es-erv-aient en-os-aient epl-us el-ui ep-arl-er. Ell-e ese epr-om-en-ait es-ouv-ent es-eul-e es-ur el-es eg-az-ons efl-eur-is e-d-ont eun epr-int-emps ét-ern-el eb-ord-ait es-on îl-e ; em-ais el-es eb-eaux el-ieux el-oin ed-e em-odér-er es-a ed-oul-eur, ene efais-aient eque el-ui era-pp-el-er ele etr-iste es-ouv-en-ir ed' Ul-ysse, eq-uelle y av-ait ev-u et-ant ede ef-ois aupr-ès ed-ell-e, etc., etc.

Cette leçon mérite d'être considérée comme la clef de la méthode naturelle, car elle est le moyen d'union de ce que nous avons vu avec ce que nous expliquerons dans la suite ; aussi faut-il que le maître se l'approprie, pour ainsi dire, afin de la communiquer à l'élève, en lui en faisant faire l'application dans tous les cas, et si vous vous donnez la peine, ma chère Coralie, de bien étudier et de bien apprécier ces petits stratagèmes, et de les bien faire comprendre et observer à votre élève, vous aurez la double satisfaction de lui en voir contracter l'heureuse habitude, et d'en faire instinctivement l'usuelle application.

18ᵉ LEÇON.

Ma chère Coralie, lorsque votre élève epele, passablement bien, et qu'il est à même de bien observer les règles que vous connaissez, on le fait passer à la lecture.

Cet exercice demande, de la part du maître et de l'élève, beaucoup de retenue et de fermeté, pour ne pas se laisser aller au désir de lire vite et précipitamment, sans règles et sans principes, comme lisent presque tous les petits enfants dont la lecture n'est pas soignée.

Vous aurez-donc l'attention de rappeler à votre élève, qu'il est de la plus haute importance d'avoir présents à la mémoire tous les principes de la méthode naturelle que nous avons déjà vus, et d'en faire une heureuse application à la lecture.

Vous devez aussi vous pénétrer que si l'enfant peut bien parvenir à saisir les règles de cette méthode, et qu'en lisant il en observe toutes les minuties, il parviendra à se les approprier, et les conservera toute sa vie, de manière à se les rendre familières et instinctives, et une fois arrivé à ce degré de perfectionnement, la guérison sera parfaite et durable; si au contraire, l'élève (ou le maître) les néglige ou les méprise, il conservera toujours une certaine disposition au bégaiement qui le fera, sans cesse, repentir de son dédain et de son indifférence.

Vous aurez donc la précaution, ma chère amie, en commençant le premier exercice de la lecture, de recommander à l'élève de tenir sa langue retroussée et appliquée à la voûte palatine, et de vous suivre tacitement dans la lecture de la première leçon que vous lirez vousmême, en observant toutes les règles que nous avons développées déjà, et en faisant une exacte application de celles qui vont suivre.

Ces règles sont au nombre de deux.

La première consiste dans la transposition de la consonne qui commence les mots à la fin des mots qui la précèdent, de manière à faire entendre le son de cette consonne et d'en former une syllabe séparée de la voyelle qui suit, exemple :

Dieu est tout puissant, lisez ainsi :

eD-ieu est t-outp-uissant et m-is-er-ic-ord-ieux.

La seconde de ces règles consiste dans la division de tous les mots qui ne sont formés que d'une syllabe, commençant par une consonne : tels que *bal, bain, beau, ban. Ça, ce, ces, cal, car. Dain, dan, de, des, du. Fât, fait, faut. Gal, gaud, goud. Je, j'ai, jus. Le, la, les. Me, ma, mes, mon. Ne, non. Pas, peu, point. Quand, que. Rât, rond, roux. Sa, se, ses, son, sou, sourd. Ta, te, tes, ton, tant. Va, voix, vent, vous,* etc, etc, etc; de manière à ce que, dans la lecture, la consonne de ces mots soit prononcée à la fin des mots qui la précèdent, et que la voyelle ou la syllabe qui reste soit ajoutée à la consonne du mot suivant, exemple :

Calipso ne pouvait se consoler du départ, divisez les mots *ne, se,
du,* et dites :

eC-al ips on-ep-ouv-aits-ec-ons ol erd-ud-ép.

Vous devez remarquer, dans cet exemple, que l'on commence par
ajouter l'*e* muet à la consonne qui commence le premier mot de la
phrase, de manière à en former une syllabe séparée, et qu'ensuite
l'on ajoute, à la fin de chaque mot, la consonne qui commence le mot
suivant ; que de plus l'on fait disparaître les monosyllabes *ne, se, du,*
c'est-à-dire que la consonne de chacun de ces mots est réunie et prononcée à la fin du mot qui la précède, et que la voyelle qui reste est
placée au-devant de la consonne du mot qui la suit, afin d'en faire
une syllabe séparée pour en faciliter la prononciation.

L'élève qui observera ces préceptes et qui fera dans ses exercices une
application usuelle et soutenue des règles que nous venons d'établir, lira
bientôt couramment et parviendra à articuler sans bégayer quelque
lettre, quelque syllabe, quelque mot et quelque phrase que ce soit,
et le ton désagréable de sa lecture disparaîtra insensiblement par
l'exercice ; l'habitude qu'il aura contractée, en lisant ainsi, lui sera
d'un grand secours dans toutes les circonstances de sa vie.

1er EXEMPLE DE LECTURE.

eC-al-ips-on ep-ouv-aits ec-ons-ol-erd ud-ép-artd' Ul-ysse. ed-anss
ad oul-eur elles etr-ouv-aitm al-eur-eused' être imm-ort-elle. eS-
agr-ott en-er-es-onn-ait pl-usd-es-onch-ant : el-esn-ymph-esq-uil-as-
erv-aientn-osaientl-uip-arler. Elles-epr-om-en-aits-ouv-ents-eules-urle
sg-azonsfl-eur-isd ont unpr-int-emps ét-crn-el b-ord-aits-on île ; em-
aisc-es b-cauxl-ieux, el-oind-em-od-érers ad-oul-eur, en-ef-aientq-uel-
uir-app-el-erl etr-ist-es-ouv-en-ir d' Ul-ysse, equ'elle y av-aitv-ut-
antd-ef-ois aupr-ès d'-elle. eS-ouv-ent elled-em-eur-ait imm-ob-iles
url-er-iv-aged-elam-er, equ'-elle arr-os-aitd-esl-arm-es ; et ell-e ét-
aits-ansc-ess-et-ourn-ée v-erst-ec-ôté oùl-cv-aiss-eaud'-Ul-ysse, ef-
and-ant l-esond-es, av-ait d-isp-ar-u às-es y-eux.

2me EXEMPLE DE LECTURE.

eC-al-ipso n-e p-ouv-ait s-e c-ons-ol-er d-ud-ép-art d' Ul-ysse, ed-
ans s-a d-oul-eur, elle s-e tr-ouv-ait m-al-heur-euse d-être imm-ort-

ell-e. eS-a gr-otte n-e r-és-onn-ait pl-us d-e s-on ch-ant : el-es n-
ymph-es q-ui l-a s-erv-aient n os-aient l-ui p-arl-er. Ell-e s-e pr-
om-en-ait s-ouv-ent s-eul-e s-ur l-es g-az-ons fl-eur-is d-ont un pr-
int-emps et-ern-el b-ord-ait s-on îl-e ; m-ais c-es b-eaux l-ieux,
el-oin d-e m-od-er-er s-a d-oul-eur, en-e f-ais-aient q-ue l-ui r-app-
el-er l-e tr-iste s-ouv-en-ir d' Ul-ysse, equ-ell-e y av-ait v-u t-ant d-e
f-ois aupr-ès d'-ell-e. S-ouv-ent ell-e d-em-eur-ait imm-ob-il-e s-ur l-e
r-iv-ag-e d-e l-a m-er, eq-uelle arr-os-ait d-e s-es l-arm-es ; et ell-e
ét-ait s-ans c-ess-e t-ourn-ée v-ers l-e c-ôt-é où l-e v-aiss-eau d' Ulyss-e
ef-end-ant l-es ond-es av-ait d-isp-ar-u à s-es yeux.

5me EXEMPLE DE LECTURE.

eCalipso ne pouvait se consoler edu départ d'Ulysse ; edans sa douleur, elle se trouvait malheureuse d'être immortelle. eSa grotte ne
résonnait plus de son chant : eles nymphes qui la servaient n'osaient
lui parler. eSouvent elle se promenait seule sur les gazons fleuris dont
un printemps éternel bordait son île ; emais ces beaux lieux, loin de
modérer sa douleur ne faisaient que lui rappeler le triste souvenir
d'Ulysse, equ'elle y avait vu tant de fois auprès d'elle, etc.

Vous ferez passer, par degrés, votre élève aux trois exemples de lecture que vous voyez exposés ici.

Toutefois, vous conserverez, dans le second comme dans le troisième exemple, la même méthode de lire que pour le premier modèle ;
seulement vous habituerez votre élève à pouvoir faire l'application de
sa méthode à quelque livre que ce soit.

Il faut se livrer long-temps et sans relâche à la lecture méthodique,
afin de donner à l'élève l'habitude de lire couramment et distinctement, et lorsque vous vous apercevrez que votre élève possède bien
ses règles et qu'il en fait une juste application, vous l'exercerez un
peu sur quelques phrases prises dans des livres ordinaires, en ayant le
soin de lui faire observer les mêmes principes énoncés ci-dessus, et
de le faire lire de la même manière que le prescrit la méthode, afin
de le mettre à même de pouvoir lire tous les livres, sans cesser d'observer les règles qu'on lui a enseignées.

Vous devez aussi vous tenir en garde contre les variations atmos-
phériques qui viendront décourager votre élève en lui faisant éprouver

plus de gêne et de difficulté à articuler ; n'allez pas alors partager ses craintes, mais tâchez de relever son courage, et apprenez-lui à traverser ces mauvais jours en observant plus que jamais les préceptes qu'il connaît. C'est surtout pendant ces jours variables qu'il faut mettre en pratique tous les moyens de traitement ; et aussitôt que le temps reviendra au beau, l'élève parlera avec une inconcevable facilité.

19ᵉ LEÇON.

Ma chère Coralie, quand l'élève sait lire passablement, et qu'il est à même de faire l'application des préceptes que nous avons étudiés, il faut, tout en le perfectionnant à la lecture, lui faire apprendre quelques phrases de Télémaque, ou de tout autre livre, afin de l'exercer à la récitation, à la narration et à la conversation.

Il faut encore que vous lui donniez ici l'exemple, et que vous récitiez vous-même, selon la méthode, un tout petit chapitre de Télémaque ou autre, que vous lui en fassiez la narration, et qu'ensuite vous le lui présentiez sous forme de conversation.

L'élève vous imitera, et s'exercera soigneusement jusqu'à ce qu'il puisse répondre aux questions que vous aurez le soin de lui adresser pour l'exercer davantage à répondre et à parler méthodiquement.

Vous réciterez d'abord à votre élève cette phrase :

cC-al-ipso ne ep-ouv-ait se ec-ons-oler ed-udépart d'Ulysse ; ed-ans sa ad-oul-eur elle se etr-ouv-ait m al heur euse ed'être im m-ort-elle.

Vous répèterez lentement, et plusieurs fois, cette phrase avant de la faire réciter à votre élève ; et lorsque vous vous apercevrez qu'il vous imite et vous suit très-bien, vous l'engagerez à la réciter seul, en lui observant de ne pas se presser et de vous bien imiter. Vous l'exercerez insensiblement davantage, jusqu'à ce qu'il puisse réciter couramment et méthodiquement.

Ensuite vous l'exercerez à de petites narrations. Par exemple, vous direz : eD'où ev-en-ez ev-ous em-on enf-ant ? L'enfant répond : eJev-iens ed'ent-end-re epr êch-er es-ur el'ob éiss ance. eM-ons-ieur el-e pr-édic-at-eur a d-it eq-ue el'ob éiss-anc-e et-ait un-e vert-u agr-é-able à D-ieu, et-q-ue el-es enf-ants ob-é-iss ants ét-aient s-ag-es.

Lorsque vous vous apercevez que l'élève narre assez bien, vous conversez avec lui, vous lui faites des questions auxquelles vous l'engagez à répondre méthodiquement.

Ainsi, vous lui dites : eB-onj-our em-on ami.

L'enfant répond : eJ'-ai l'-honn-eur ed e v-ous s-al-uer m-adm-ois-elle.

DEMANDE. eC-omm-ent v-ous p-ort-ez-v-ous em-on enf-ant ?

RÉPONSE. eTr-ès-b-ien, et v-ous m-êm-e ? — eM-erc-i, ass-ez b-ien.

DEMANDE. eD-où v-en-ez-v-ous s-i m-at-in ?

RÉPONSE. eJ-e v-ien-s ed-e m-e pr-om-en-er ed-e m-on j-ard-in. eJ-ai ouï d-ir-e eq-ue el-a pr-om-en-ad-e d-u m-at-in ét-ait s-al-ut-air-e, etc., etc.

Vous l'exercerez sur mille petites questions semblables. Il est inutile de vous dire que ces exercices sont très-importants, et qu'il faut les répéter souvent et s'y exercer long-temps, afin que l'élève puisse acquérir l'habitude de pouvoir se livrer à la conversation familière avec ses proches, ses amis, et même avec les personnes étrangères à sa société.

Lorsque votre élève sera parvenu à ce degré de traitement, il serait temps de lui recommander de ne jamais lire, ni parler à personne, sans tenir sa langue retroussée dans sa bouche, et même, s'il avait assez de connaissance, vous lui recommanderiez de la tenir aussi retroussée et collée à la voûte du palais tout le long du jour, soit qu'il parlât ou qu'il gardât le silence; bien plus, s'il était docile et désireux de guérir promptement et radicalement, vous l'inviteriez à prendre l'habitude de s'endormir en ayant la langue ainsi placée dans sa bouche; ce que feront constamment les grandes personnes qui tiendront à se débarrasser de cette mortifiante infirmité.

A mesure que votre élève fera des progrès dans l'art de parler méthodiquement, vous étendrez de plus en plus ses exercices, et vous lui recommanderez de s'exercer seul, soit à la lecture, soit à la déclamation. Enfin vous aurez le soin de le faire exercer, surtout à la parole, auprès de ses amis, de ses parents, de ses domestiques, et des personnes qu'il considérera comme inférieures à lui, afin qu'il n'éprouve aucune impression de timidité, de retenue ou de respect, capable de porter le trouble dans ses idées, et de lui occasionner la moindre congestion cérébrale.

Dites-lui mille fois que, s'il est docile à vos leçons et persévérant dans ses exercices, il sentira la difficulté qu'il éprouve s'affaiblir insensiblement, plus tard n'exister que faiblement; enfin il la verra disparaître pour un certain espace de temps, et bientôt pour toujours, s'il persévère dans les principes que lui enseigne la méthode naturelle de traitement.

La bonne manière de conserver ces règles de la méthode, c'est de prendre l'habitude de réciter, chaque jour, un discours appris selon les principes de la méthode naturelle; par exemple, vous exigeriez de votre élève qu'il récitât, matin et soir, sa prière d'après les principes que vous lui aurez enseignés, et, dans le courant de la journée, vous lui feriez réciter une fable ou un petit discours familier.

20ᵉ LEÇON.

DU DISCOURS EN SOCIÉTÉ ET EN PUBLIC.

Ma chère Coralie, lorsque votre élève fera dans sa lecture l'application de tous les principes que vous lui aurez enseignés, qu'il récitera et racontera d'une manière familière ce qu'il saura et ce qu'il aura appris, que, dans tous les cas, il fera avec aisance et facilité l'application de toutes les règles de la méthode naturelle, et que d'après les préceptes de cette méthode de traitement, il lira et parlera sans guère bégayer, le moment sera venu de l'exercer à parler en société, et de lui apprendre à porter la parole en public.

Dans cette leçon, ma chère amie, vous apprendrez à votre élève, tout en lui recommandant de ne pas oublier les règles précédentes, à débiter son discours, ou à parler en société d'une manière plus gracieuse et plus coulante qu'il ne l'a fait dans les leçons précédentes, afin de ne pas choquer les oreilles de ses auditeurs et de ne pas fatiguer l'attention des personnes qui l'écoutent.

Pour arriver à ce double but, il est deux règles essentielles que l'orateur doit connaître pour qu'il puisse, au besoin, en faire une heureuse application.

La première de ces règles consiste à faire disparaître adroitement la consonne qui commence le premier mot d'un discours, d'une phrase, d'un membre de phrase, et même la première lettre de tous les mots qui offrent de la difficulté dans l'articulation de la première syllabe ; on peut même se servir de ce stratagème pour les consonnes réfractaires au milieu des mots. Exemple : destituer, dites, *estituer*, ou *es-ituer*.

La seconde de ces règles prescrit d'avaler la lettre qui offre de la difficulté, partout où elle se présente, au milieu et au commencement des mots.

Les deux règles que nous venons d'établir sont la sauvegarde de l'orateur. Ce sont deux moyens précieux qu'il doit tenir en réserve pour s'en servir au besoin, et si vous y joignez tous les préceptes que nous avons déjà étudiés dans le cours de nos leçons, vous aurez une méthode complète de traitement contre l'affection que l'on désigne sous le nom de bégaiement.

Exercez donc, ma chère Coralie, votre jeune élève à discourir avec vous, et mettez en pratique toutes les règles que nous vous avons enseignées ; combinez-les ensemble, mêlez-les, séparez-les, confondez-les même, au besoin, et soyez vous-même pour vos élèves un exemple vivant des avantages inappréciables que l'on peut retirer de vos leçons, et, par vos études et votre application, parvenez à faire connaître au monde les ressources infaillibles de la méthode qui vous doit le jour et qui porte votre nom.

Pour parvenir à donner l'habitude à votre élève de porter la parole en public ou en société, il faut que vous lui prépariez, selon les règles que nous vous avons tracées plus haut, un discours que vous lui ferez apprendre et que vous lui ferez prononcer, en observant les préceptes de la méthode naturelle, et lorsque votre élève sera assez fort ou assez instruit, vous lui apprendrez à préparer lui-même les discours destinés à ces exercices, soit qu'il les compose lui-même, ou qu'il les copie dans les auteurs.

Lorsqu'il se sera rendu ces exercices familiers, vous l'engagerez à parler en société et même à débuter en public, s'il en trouve l'occasion. Toutefois, vous lui recommanderez d'avoir l'attention de s'exercer sur un certain nombre de discours qu'il aura le soin de choisir dans chaque spécialité, afin de se familiariser avec les mots techniques, de chaque science, pour qu'il ne soit pas tout à coup pris au dépourvu par un mot nouveau ou rarement employé, et soyez sûr que si votre élève écoute vos avis et qu'il étudie sa méthode avec soin et persévérance, il en arrivera que, loin de redouter la tribune, la dialectique sera pour lui un besoin qu'il cherchera à satisfaire avec empressement ; car la chaleur du discours fera disparaître jusqu'à la moindre hésitation, et alors votre élève ne craindra plus de se produire en société et en public, et les professions quelconques ne seront plus redoutables pour lui.

1er EXERCICE,

Où l'on doit, tout en observant les règles de la méthode, faire disparaître la consonne qui présente de la difficulté à l'orateur.

NOTA. Les consonnes qui doivent disparaître sont marquées, dans cet exercice, par des *lettres italiques.*

*T*él-ém-aque *l*ui rép-ond-it : O vous, *q*ui *q*ue *v*ous soyez, *m*ort-elle ou *d*éesse *q*uoi-*q*u'*à v*ous *v*oir on *n*e *p*uisse *v*ous *p*rendr-e*q*ue *p*our une *d*ivinité *s*er-iez vous *i*ns-ensible au *m*alheur *d*'un *f*ils *q*ui cherchant son père à *l*am-erc-i *d*es vents et *d*es *f*lots, a *v*u son *n*av-i*r*e *s*e *b*r-is-er contre *v*os rochers. *Q*uel est *d*onc *v*otre père *q*ue *v*ous cherchez ? ils en*n*omme U*l*ysse *d*it *T*élémaque : C'est un d-es rois *q*ui ont, apr-ès un siége *d*e dix-ans *r*enver-sé l-a fameuse e*T*roie, son nom efut cél-èb-re ed-ans te-oute l-a Gr-èce et dans *t*oute *l*'As-ie *p*ar s-a *v*-al-eur *d*ans *l*es combats, et plus enc-or-e *p*ar esa-sag-esse *d*ans l-es conseils. etc, etc, etc.

2me EXERCICE,

Où l'on doit avaler la lettre réfractaire partout où elle se rencontre.

NOTA. Les lettres réfractaires qui doivent être avalées, sont indiquées, dans cet exercice, en *caractères italiques.*

La recommandation d'avaler une lettre, doit vous paraître un peu extraordinaire, et vous devez croire qu'il doit être difficile d'y parvenir. Ne craignez pas, ma chère Coralie ; il suffit de l'avoir exécuté une fois pour ne plus l'oublier ; essayez seulement, et vous y parviendrez sans peine.

Ainsi, par exemple, dans le mot *bonjour,* essayez d'avaler la lettre *b* qui vous gêne la bouche, et vous empêche d'articuler les syllabes suivantes.

Pour avaler cette lettre, il faut, au moment de prononcer *bon,* faire un mouvement de déglutition, comme si on avalait un bonbon qui serait le *b* ; pour cela faire, figurez-vous la lettre *b* oblongue et douce dans votre bouche, et avalez-là en disant bo*n*jour ; si vous éprouvez de la difficulté, exercez-vous, et bientôt il vous sera facile d'avaler toutes les consonnes de l'alphabet.

Comme cette habitude peut être d'un grand secours, je vais vous donner des exemples des lettres que l'on peut avaler le plus aisément. Par exemple, dites, en avalant la première lettre :

Messieurs ,

*J*étais parti d Ithaque *p*our all-er dem-and-er aux autr-es *r*ois reven-us d-u siége de *T*roie, d es nouv-ell-es de mo*n* p-ère. *L*es am-ants d-e m-a mère *P*énél ope *f*urent surpr-is d-e *m*on d-ep-art, q-ue j-av-ais *p*ris s-oin d-e l-eur *c*acher, conn aiss ant l-eur *p*erfid-ie. *N*est-or q-ue j-e v-is à *P*il-os, nï M-én-él-as, que j-e v-is à *L*ac-éd-ém-on-e ne pur-ent *m*-appr-endr-e si mon p-ère était encore env-ie , etc. , etc.

Mais, vous devez encore habituer votre élève à combiner toutes ces règles, de manière à ce qu'il puisse, dans le même discours, dans la même phrase, dans le même mot, se servir, au besoin, de tous ces stratagèmes.

EXEMPLE UNIQUE DE TOUTES LES RÈGLES PRÉCÉDENTES ,
Pour donner à l'élève l'habitude de parler, de lire et de discourir.

eC-ep-end-ant al-yps-o se r-éj ouiss ait *d'*un auf-ag e *q*ui m-ettait ans on îl-e l-e f-ils ed'Ull-yss-e is-emb-ab-e à s-on p-èr e. Ell-e s-a-anc-e ers l-ui ; et s-ans ef-aire semb-ant e s-av-oir ui il est : 'où v-ous v ient, ui-it elle ec cette ém-ér-it-é d'ab-ord-er en m-on îl-e ? eS-ach-ez, jeune ér ang-er, éq-u'on e v ient oint imp-un-ém-ent ed-ans m-on emp-ire. Elle t-ach-ait ec-ouv-ir es ous e esp-ar-oles *m* en aç antes, a j-oie d-e s-on c-œur qui ec-at-ait em-algr é elle ur s-on v-is ag-e.

Ma chère Coralie, vous voyez que, par cette manière de parler, nous mettons non-seulement en pratique toutes les règles que nous avons déjà étudiées, mais qu'encore nous réunissons plusieurs mots en un seul, ce qui facilite singulièrement la narration. Cette règle, nous l'avons tirée de l'improvisation ; c'est à elle que nous l'avons empruntée : elle sera d'un grand secours pour quiconque saura la mettre à profit. On en sentira toute l'importance, si l'on fait attention que l'orateur qui improvise, ne fait souvent qu'un seul mot de ses phrases ou de ses membres de phrases ; bien plus, les périodes ne semblent pour lui qu'un seul et même mot, qu'il file, qu'il allonge à son gré. Voilà pourquoi les improvisateurs sont si entraînants, si pathétiques, si touchants. Leur vouloir n'est pour rien dans la recherche des pensées, tout est conçu à l'avance, et les expressions arrivent à l'inçu des organes qui doivent les faire entendre et les exprimer, et elles s'écoulent du cerveau de l'orateur comme les parties les plus fluides et les plus subtiles s'écoulent, s'évaporent des milieux où elles sont sécrétées.

Faites une chanson de vos discours, ma chère Coralie, et exprimez-la sur un ton qui sera, pour vous, un air que vous conserverez toujours le même, et que vous rendrez agréable autant que vous le pourrez. Allez entendre les orateurs des deux chambres, et vous vous convaincrez qu'un discours pour eux n'est souvent qu'un long mot.

Voilà, mon enfant, cette méthode qu'avec tant de peine j'ai conçue pour vous ; veuillez l'étudier, l'apprendre, la méditer et la mettre en pratique, afin d'en retirer les avantages que je me suis proposés ; et si quelque chose vous gêne, vous embarrasse, adressez-vous à moi, et je tâcherai de vous donner la solution des difficultés et des doutes qui pourraient se présenter à votre esprit.

CORALIE. Papa, il me suffit de guérir de mon affection. Pourquoi étudierais-je une méthode faite plutôt pour les pères et mères qui craignent le bégaiement chez leurs enfants, ou pour les maîtres d'école et de pension, chargés de leur éducation ?

R. Il est vrai, ma chère Coralie, que cette méthode s'adresse principalement aux pères et mères, aux maîtres des écoles primaires, aux maîtres de pension et aux professeurs ; mais ne s'adresse-t-elle pas encore aux pasteurs des villes et des campagnes, aux personnes pieuses qui seraient jalouses de venir au secours des petits enfants bègues, aux philantropes de tous les pays ? N'est-ce pas un bienfait de la di-

vinité dont vous devez vous-même faire jouir la société? Et lorsque
vous serez grande personne, que vous possèderez non-seulement votre
langue, mais que vous aurez encore appris les langues de différents
pays, tels que l'italien, l'anglais, l'espagnol, l'allemand, ne devriez-
vous pas alors, en reconnaissance des services que ce traitement vous
aura rendu, aller visiter les principales villes de ces divers royaumes,
et, votre livre à la main, démontrer aux sociétés savantes et au public
que la méthode naturelle doit être universelle, puisqu'elle est aussi
profitable aux petits enfants qu'aux grandes personnes.

Et là, viendront les bègues de tous les pays pour vous connaître,
vous entendre, vous admirer et vous bénir comme la cause de la mise
au jour de la méthode naturelle, et leurs louanges s'étendront jusqu'à
moi, comme auteur de ce nouveau traitement! Et quand nos cendres
seront refroidies, ces félicitations continueront encore. Puissent, ma
chère Coralie, ces louanges nous être alors adressées, moins pour la
gloire de notre nom, que pour étendre et propager les services que la
méthode naturelle aura rendus à l'humanité!

FIN.

IMPRIMERIE D'AUGUSTE VEYSSET, A CLERMONT-FERRAND.

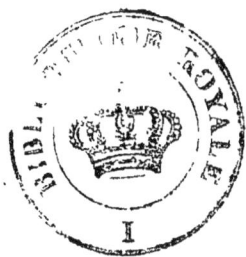

www.ingramcontent.com/pod-product-compliance
Lightning Source LLC
Chambersburg PA
CBHW070806210326
41520CB00011B/1861